脳の取扱説明書

木ノ本景子・著

今を生きる人

みらいパブリッシング

はじめに

この本を手にとってくださりありがとうございます。

私は平成5年に福井医科大学（現・福井大学）医学部を卒業し、神経内科医となりました。神経内科というと知らない方も多く、よく心療内科と混同されたりしますが、脳、脊髄、末梢神経、筋肉を専門とする内科になります。

比較的よく知られている神経内科の病気というと、脳梗塞や脳炎、髄膜炎、パーキンソン病、片頭痛、てんかんなどでしょうか。

まぁ、脳を専門として内科診療を行ってきたわけですが、はっきりいって学生時代はあまり得意な分野ではありませんでした。

脳には興味はあるけれど複雑で難しいという印象があったのです。

ただ一生の仕事として続けるにあたって自分が本当に興味を持てることをやってみたいという気持ちでこの科を選びました。そして、日々の診療の中で目の前の患者に真摯に向き合い、勉強を重ねた結果、ある日、ジグソーパズルのピースが埋まるかのように感覚で脳がとても理解しやすくなりました。

学生時代の私のように、脳に関して興味はあるけれど難しいという印象を持っている方も多いと思います。ですが、脳は知れば知るほど奥が深くおもしろいものです。

専門家になるわけでもなければ、最初は脳の細かいところまで知る必要はないと思っています。まずは脳の全体像を把握し、興味があるところを深く掘り下げていけばよいと思うのです。そのためになるべく楽しみながら脳の全体像がつかめるように本書を書いたつもりです。

私が持つ脳のイメージは、肉体という乗り物を乗りこなすためのドライバーのようなものです。肉体を使い、理想的で快適な生活を送るためには、脳を適切に活用し、この肉体という乗り物をうまく乗りこなす必要があります。

また、ドライバーである脳も肉体の状態、つまり乗り物そのものや周囲の環境といった走るコース、他の乗り物の様子によって影響を受け、ドライブが楽しめるかどうかも変わってきます。

つまり、脳全体の特徴と自分の状態を知り、それを上手に活かすようになることが、日々の生活を楽しむためのポイントだと思うのです。

本書では、脳を2つの側面から解説しています。第1章では脳の概略と各部位について、第2章では私たちが持つ資質に関して脳のどの部位が働いているのかについて書いています。

脳の各部位に関しては、なじみのない名称が並ぶため難しいと感じるかもしれません。その場合には、第2章を読んでいただき、自分が伸ばしたいと思っている資質と関係のある第1章の項目を読むという使い方をしてみてもいいかもしれません。

特別篇では、脳をより身近で親しみやすいものとして感じていただけるよう脳の機能を会社に例えてみました。本書の息抜きとして楽しんでいただけたらと思います。第3章では、理想の自分になるための実践的な脳のきたえ方について書いています。

皆さまが本書を通じて、自分自身に対する理解を深め、より楽しい人生を歩んでいかれることを期待しています。

目次

脳の取扱説明書

脳は、私たちが肉体を持って生きていくための司令塔です。

手足を動かすのも、人と話をするのも、食事をとることも、呼吸をすることさえも脳からの指令があって初めて可能になります。

私たちが日常の生活の中で、いろいろなことを感じたり、考えたり、ときには悩んだりするのも脳の働きがあってこそです。

それとは逆に、呼吸の仕方や姿勢、ふだんとる食事などの何気ない行動が脳に影響を与えています。

脳というとなんだか複雑で難しいものに感じるかもしれません。

しかし、脳の働きは、知れば知るほどおもしろいものです。

脳の働きを知ることで、自分自身を深く理解し、ありのままの自分を受け入れやすくなります。また、脳をうまく使いこなし、自分の望む人生を手に入れやすくもなるでしょう。

科学技術の進歩により、脳の詳細な機能を調べることが可能になってきました。それによって、心理学の世界と脳科学の世界がつながり、今までは謎に満ちていた脳の世界の一端をかいまみることができるようになってきています。

不思議で楽しい脳の世界をいっしょにみていきましょう。

第1章

自分の性質を生み出している脳の働き

第1節　基礎知識としての全体像

私たちの脳を大きく分けると、「左脳」「右脳」「脳梁」「脳幹部」「小脳」で成り立っています。

私たちの左脳と右脳は、それぞれが独立して働いています。しかし、左脳と右脳は脳梁という線維の束でしっかりとつながっており、リアルタイムに情報のやり取りをして、協力してものごとにあたっています。そのときの主導権を握っているのが、左脳です。

大脳半球の下にあり脊髄とつながっている「脳幹部」、後頭葉の下にあり脳幹部の背部とつながっている「小脳」です。

1　二人の自分

1－1　理性の左脳

左脳の一番の特徴は、言葉を理解したり、話したりするための言語中枢があることです。この言語中枢のことを「言語野」と呼びます。社会生活を営む上ではこの機能が重要となってくることから左脳のことを「優位半球」と呼んでいます。

私たちが何かを考えたり、分析したりするときには、それを自分の頭の中でだけ行っていたとしても言葉を使っています。つまり、ふだん頭の中であーでもない、こーでもないといろいろ考えているときには、主に優位半球である左脳が働いているのです。

左脳は、ものごとを細かいところまでとらえるのが得意です。緻密にものごとを考えたり、論理的に分析したりするときに働いています。また、左脳が十分に働いていると時間感覚も鋭くなります。

さらに最近になって、左脳が「快」の感情に関わっているということも分かってきました。左脳が活発に働いているときには、ものごとを楽観的にとらえやすくなるとされています。

１－２　感性の右脳

言語野のある左脳が「優位半球」と呼ばれるのに対して、言語野のない右脳は「劣位半球」と呼ばれています。劣位と呼ばれているからといって、機能が劣っているというわけではなく、単に左脳とは役割が違うだけです。

右脳は、ものごとをイメージしたり、感じたりするときに主に働いています。その他にも、空間を認識したり、情報を同時に処理したりしています。左脳がものごとを細かく分けて分析するのに対し、右脳はものごとを全体的にとらえるのに優れています。他にも、創造性や芸術との関わりも深く、相手の表情をよみとることにも関係しています。

左脳が「快」の感情に関わっているとされるいっぽうで、右脳が活発になると悲観的にものごとをとらえてしまうといわれています。

左脳と右脳の違いに関して、リタ・カーターは著書『新・脳と心の地形図』の中で、「左右の脳を2枚並んだ黒いスクリーンに例えてみよう。あなたは、スクリーンに映されるフィルムからなるべく多くの情報を獲得しなければならない。ただし、スクリーンが黒いままでは映像は映らない。スクリーンを白く塗らねばならないのだが、あいにく白いペンキは1枚分しかない。1枚だけ白くしてペンキを使いきるわけにはいかず、ペンキを半分に分けて2枚塗る必要がある。では、ど

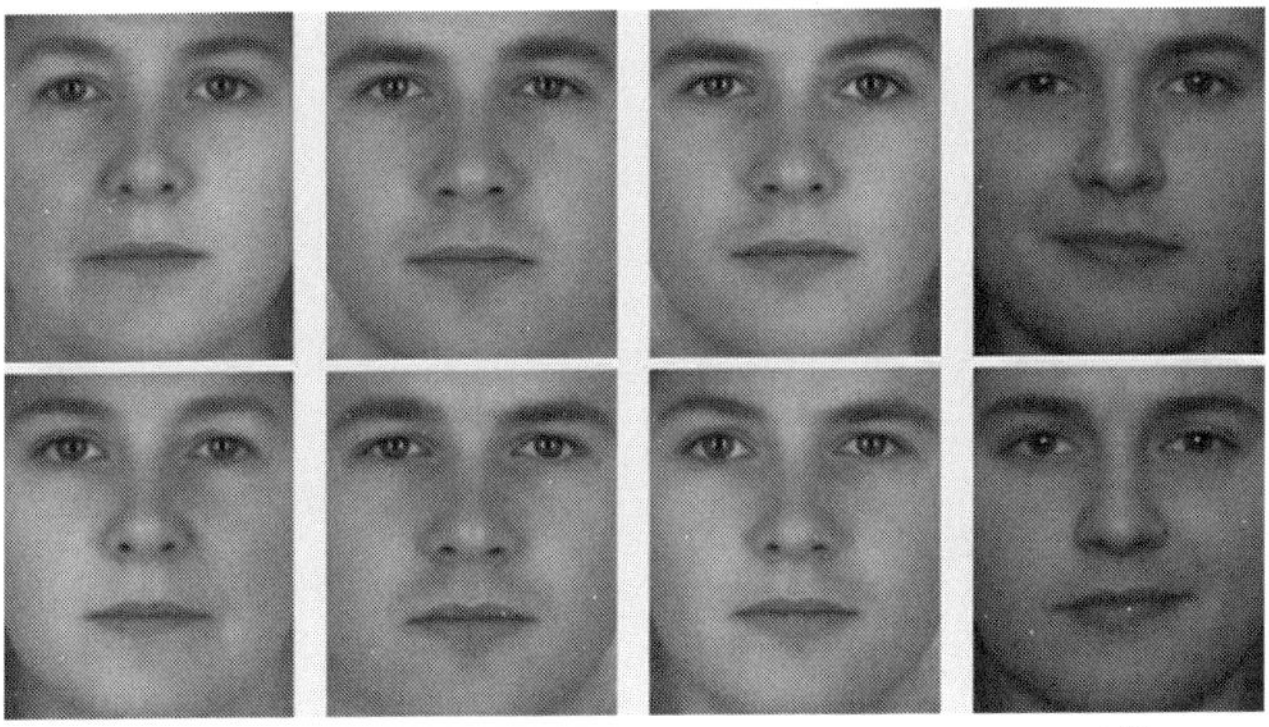

	年齢	魅力度	性別	感情
	左　右	左　右	左　右	左　右
上段	中年—若い	高 — 低	男 — 女	笑顔 — ニュートラル
下段	若い—中年	低 — 高	女 — 男	ニュートラル — 笑顔

D.Michael Burt and David I.Perrett
Perceptual asymmetries in judgements of facial attractiveness. age, gender, speech and expression Neuropsychologia. 35.685-693.1997　より引用

んな風に使えばいいだろう？　映像の輪郭と細部、どちらも無視することはできない。1枚のスクリーンには全体に薄くペンキを塗り、もう1枚は情報を得るのに重要と思われる部分だけ重点的に塗って、残りは黒いまま残すのも方法である。では、フィルムを映写してみよう。右側のスクリーンに映る映像はぼんやりしているが、全体の輪郭は分かる。左側は、全体の形は分からないが、細部がくっきり浮かびあがる。こうして全体の映像は右半分、詳細は左半分を見れば全体像をとらえることができる。右脳と左脳の働きも、つまりはこういうことなのだ」と述べています。

1-3　左脳と右脳は別人格

それでは、左右のそれぞれの機能をもう少し詳細にみていきましょう。

まず上にある写真を上下セットにして一組

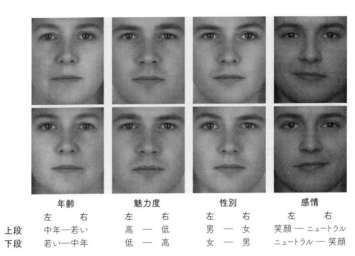

ずつ見てください[1]。

　これらの写真の上下で印象はどうでしょう。

　気づかれた方もいるかと思いますが、上の写真も下の写真も全く同じ2人の合成写真です。ただ単に上の写真と下の写真とでは、左と右が逆になっているだけなのです。ところが、同じ2人の人の左右を入れ替えただけの合成写真であるにもかかわらず、上の写真を見たときと下の写真を見たときとではかなり印象が変わってきます。

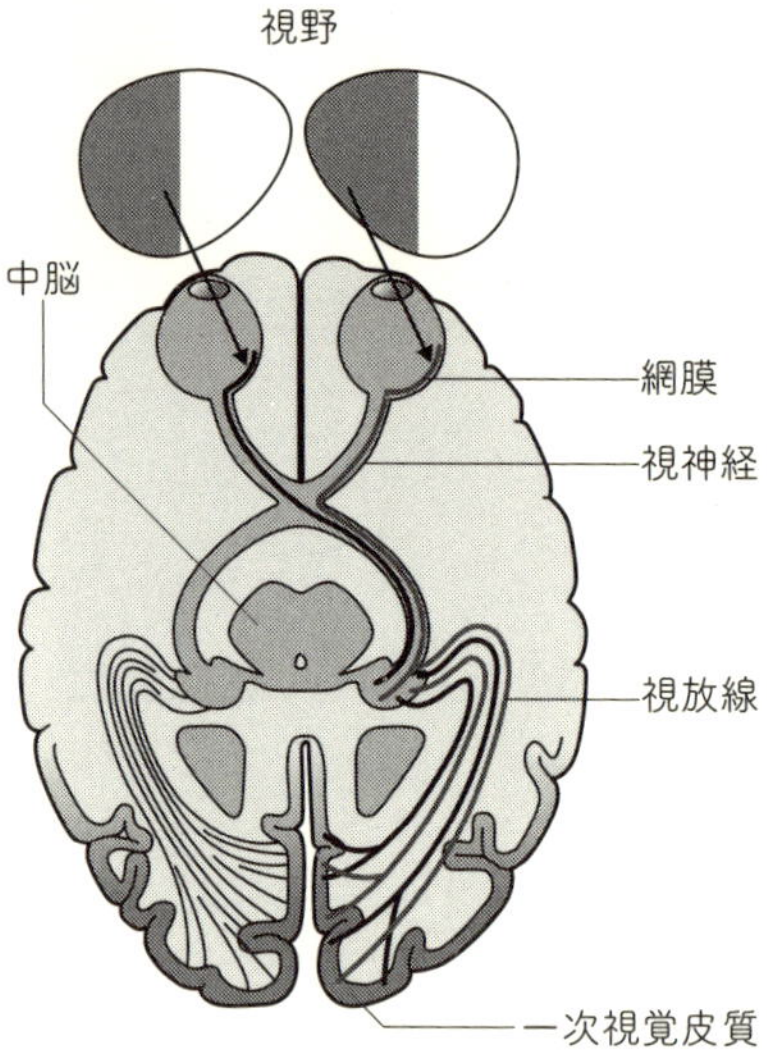

　では、どうして上の写真と下の写真とでは印象が違ってしまうのでしょうか。その原因は左脳と右脳の働きの違いにあります。
　上の図を見てください。私たちがまっすぐ正面を見ているときに目に入る左側（左視野）の映像の情報は右脳へいき、そこで情報が処理されます。そして、目に入る右側（右視野）の映像の情報は左脳へいき、そこで情報を処理しています。
　一般的には、映像やイメージは右脳が司っています。そのため、右脳へどのような情報がいくかで、全体の印象が決まってしまいます。つまり、映像の左側が全体の印象を決めているのです。この場合でいうと、左側が男の顔だとその人は男に見え、女の顔だと女に見えてしまうということなのです。

そしておもしろいことに、私たちは、顔の左側に本音が出やすいといわれています。顔の左側には感覚的なことを司る右脳から指令が来ているので、当然といえば当然のことです。本音の出やすいとされる顔の左側というのは、相手と向かい合っているときは、相手から見ると右側にあたります。つまり、相手に与える印象という意味では、自分の顔に出ている本音はある意味、相手にとっての死角にあたるわけです。

ということは、相手に何も言わずに雰囲気で本音を察してほしいと思っていても、言葉でちゃんと伝えない限り、なかなかそれは難しいということになります。逆に考えると、相手の本音が気になったときには、顔を見るときに相手の左側の顔を意識して見るというのも一つの方法です。もしかすると相手の意外な気持ちに気づくかもしれません。

前述したように、左脳と右脳の最大の違いは、なんといっても言葉の機能にあります。一般的に言葉を話したり理解したりするために働く言語中枢は左脳にあるとされています。しかし、言葉を本当の意味で理解するということになると右脳も大切になってきます。

たとえば、「どうもすみません」と謝られたとします。

そのとき、左脳は自分の中にあるその言葉の表現する内容を探って、その言葉の表現している内容を見つけ出し、その言葉通りの意味として理解します。ただ、その言葉が薄ら笑いを浮かべて言われ、実際は違う意味であったとしても、左脳にはそれを理解することはできません。

右脳に関しては、薄ら笑いを浮かべてそう言われたとき、その人がどういうつもりでそれを言ったのかという本来の意味を理解します。ところが、右脳はその言葉自体が持つ意味そのものを分かっているわけではありません。なので、なぜそういうふうにとらえたのか、その理由を説明することはできません。そのため、右脳は相手の言った言葉を思考としてではなく、予感や直感として理解しているといわれています。

ものごとに対するとらえ方も左脳と右脳では違っています。左脳がものごとを楽観的にとらえるのに対して、右脳は悲観的にとらえます。そのため、病気やけがなどで左脳になんらかの障害をきたして右脳のほうが優位に働くようになると、ものごとを悪い方向にとらえやすくなります。

それに対し、右脳に障害をきたした場合には、はたから見ると耐えがたいようなことであっても、全く動じず楽観的なことさえあります。ときには、自分の身に降りかかった問題を認めようともしません。明らかに麻痺があるにもかかわらず、全くその問題に気づかないことすらあるのです。このような現象は右脳の障害でときどき見られ、「病態失認」と呼ばれています。

このように左脳がものごとを楽観的にとらえ、右脳が悲観的にとらえるのには、脳内の神経伝達物質が関係しているとされています。神経伝達物質というのは、神経細胞のニューロンどうしが情報のやり取りをするために必要な物質のことです。この神経伝達物質には、ドーパミンやノルアドレナリン、セロトニンなどといったものがあります。

その中でもドーパミンは「快」の感情を引き起こすとされています。左脳は右脳よりもドーパミンの分泌が多く、ドーパミンへの反応も強いことが分かっています。そのため左脳は楽観的にとらえるのです。

それ以外にも、ドーパミンには、障害をものともせず目標へと向かわせる「機動力」としての作用もあります。そのため、左脳が優位になると楽観的になるだけでなく、支配的な権力志向の行動が目立つようになるとされています。

いっぽう、右脳はというとノルアドレナリンに敏感であるとされています。ノルアドレナリンには、環境面の危険を敏感に察知して、警戒レベルを引き上げる働きがあります。そのため、右脳が優位になると恐れおののいて縮こまる傾向が出てきます。

このことを証明するような実験があります。オランダのエラスムス・ロッテルダム大学のボクセム博士が、左右の脳と気持ちの関連性について調べたものです[2]。

被験者を2つのグループに分けます。いっぽうのグループには、社会的に優位であり、有能であるという気持ちを呼び起こしてもらいます。そして、もういっぽうのグループには、社会の底辺にいるようなみじめな気持ちを呼び起こします。そして、それぞれのグループの脳波を調べました。

すると、優秀で有能であるという気持ちを呼び起こしたグループでは、みじめな気持ちを呼び起こしたグループよりも明らかに左脳が活発に働いていました。

つまり、自分のことを優秀で有能であると思っていると、左脳が活発に働くということです。

左脳のほうが楽観的で何でもできると判断しやすいため、ちょっとしたお願いであれば、そちらへの情報がいきやすい右側から頼むほうが受け入れてもらえる可能性が高いそうです。その差は2倍にもなるという報告があります。

イタリアのアブルッツォ州の都市ペスカラのダンスクラブで行われた実験です[3]。テクノミュージックに声をかき消されないように、調査員の女性はぴったりと身を寄せて、「ねえ、煙草を一本いただけない？」と声をかけます。

右側から話しかけられた場合は88人中34人が煙草を差し出しました。それに対し、左側からの場合は88人中、半数の17人しか煙草を差し出さなかったそうです。これは、人間の両耳から入る音が脳内で別々に処理されているからではないかと推察されています。

この実験を行ったイタリアのG・ダヌンツィオ大学のダニエル・マルゾリ博士とルカ・トンマージ博士は、右耳から左脳へ入った情報は積極的な感情に同調し、左耳から右脳へ入った情報は否定的な感情に同調しているからではないかと推察しています。要するに右耳から話しかけると、その言葉は頼みごとを受け入れやすい左脳に送られていくというわけです。

それにしても、なんともイタリアっぽい実験ですね。

2　二人の自分をつなぐ脳梁

機能が異なる左脳と右脳が協力して働くためには、左脳と右脳のリアルタイムな情報交換は欠かせないものになっていきます。それを可能にしているのが、左脳と右脳をつないでいる線維の束である脳梁です。

私たちは、この脳梁を介して左脳と右脳がリアルタイムに情報のやり取りをしています。そのおかげで、右手と左手が協力し合った一連の動作が可能になります。洋服を着たり、料理を作ったり、車を運転したりと、日々の生活をスムーズに送ることができるのです。

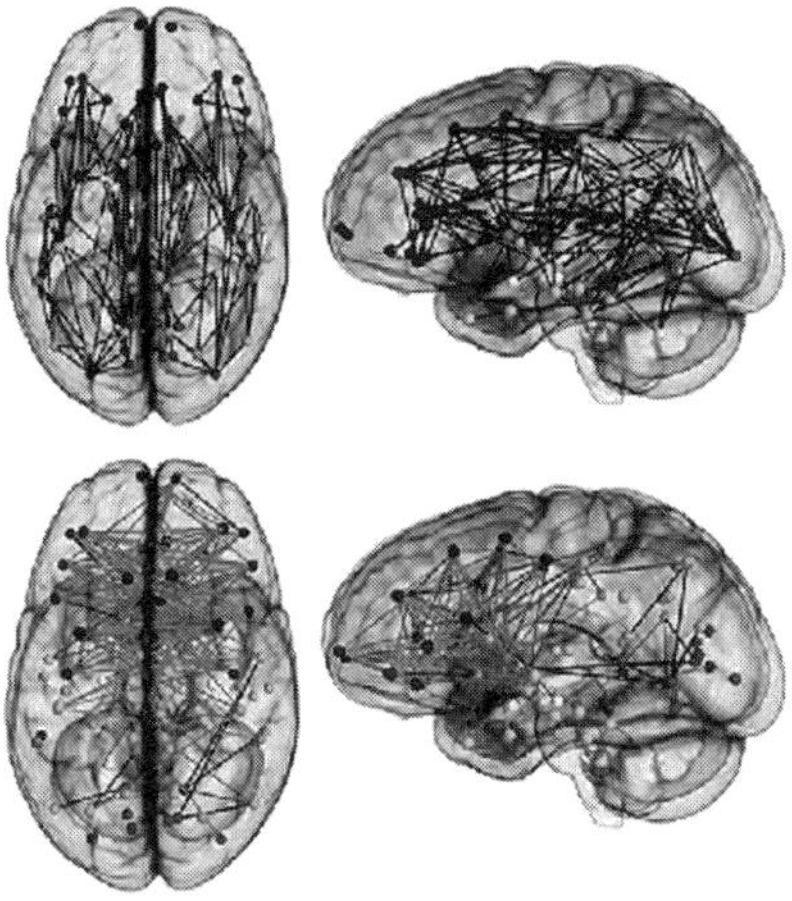

mail online Published 2 December 2013
The picture that reveals why men and women's brain really ARE different: The connections that mean girls are made for multi tasking　より引用

この「脳梁」ですが、一般的に女性のほうが男性よりも太いとされています。

2013年に、アメリカのペンシルバニア大学のラーギニ・ヴァーマ博士らは、脳内での神経の走り方を目に見える形にすることで、男性と女性の脳内での神経走行の違いを明らかにしています。[4]

８歳から22歳までの被験者９４９名（男性４２８人、女性５２１人）を対象にＭＲＩを使って、拡散テンソル画像法という特殊な撮像法の検査を行いました。

その結果、男性では脳（上）の前後を接続するネットワーク（濃い線）が多く見られたのに対し、女性（下）では、ネットワークの大部分が右脳と左脳を接続するもの（薄い線）でした。しかも、このような男女の違いは13歳以下の児童でほとんど見られません。思春期に差し掛かる15歳ごろから徐々に男女の違いが目立ってくるそうです。

この脳内のネットワークの違いのため、男性は一つのものごとに集中するのが得意なのに対して、女性はマルチタスキングが得意であるといわれています。

もしかすると、女性のほうが男性よりも嘘を見破るのが上手だったり、感覚的にものごとを判断するのが得意だったりするのも、脳梁を介して右脳からの情報をキャッチしやすいからかもしれません。

では、左脳と右脳をつなぐ脳梁の働きが悪くなったらどうなるのでしょうか？

左脳と右脳をつなぐ脳梁が切断された「分離脳」の方で行われた実験を見てみましょう。

触覚や聴覚、視覚などほとんどの感覚情報は交差して大脳半球に入ります。たとえば、右手で触った感覚は左の脳にいき、左の耳から聞いた音は右の脳にいきます。しかし例外もあります。それが嗅覚です。左の鼻孔からかいだ花の香りの情報は左脳に伝わります。

分離脳の人に右の鼻孔に栓をして左の鼻孔だけでにおいをかいでもらいます。この場合は、言語野のある左脳に情報がいくため何のにおいであるかが分かり、答えることができます。でも、逆に右の鼻孔だけでにおいをかいでもらうとそのにおいに気づかないのです。そのため「なんのにおいもしない」と答えます。右脳に入った情報は顕在的には認識できなかったということです。

分離脳患者がにおいから物を同定する

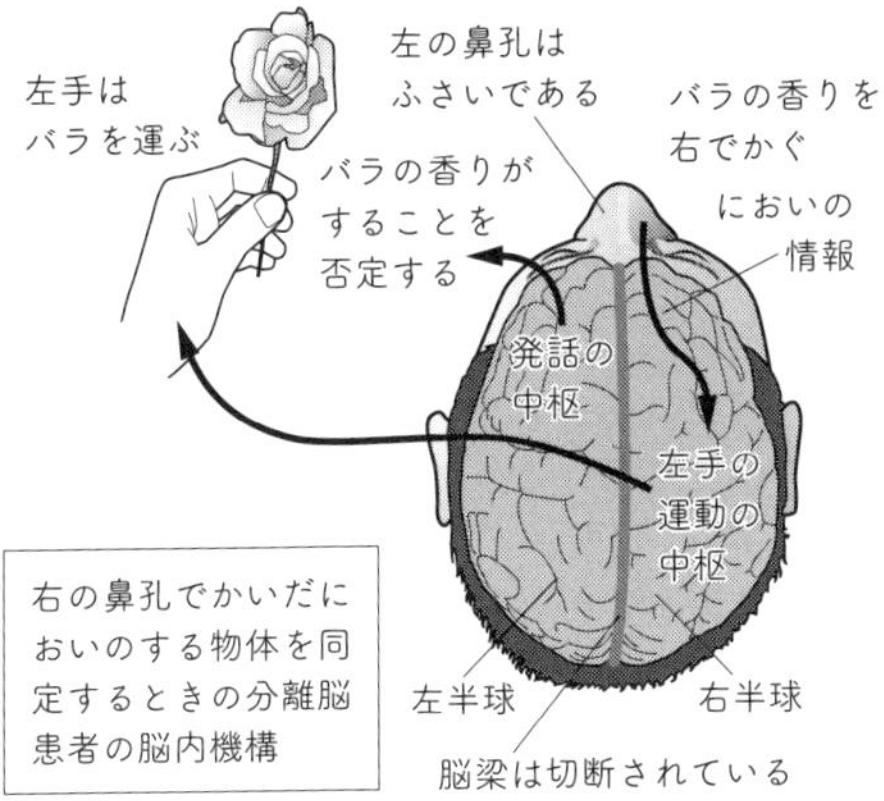

右の鼻孔でかいだにおいのする物体を同定するときの分離脳患者の脳内機構

そこで、このにおいが何であるかを仕切で見えなくしてある所の模型の中から手探りで選んでもらいます。すると、右脳が支配する左手で行った場合は、正しいものを選ぶことができたのです。つまり分からないと思っていただけで、右脳はしっかり分かっていたということです。ただ、その右脳がキャッチした情報が左脳にいかなかったため、においに気づくことができなかったのです。当然、左脳が支配する右手の場合は、正しいものは選べませんでした。

このように、私たちがふだん自分自身で気づくことができるのは、言語野がある左脳に入ってくる情報だけで、右脳のみでとらえている情報に気づくことはできません。

脳梁を通って左脳へいくことで、初めて気づくことができるのです。私たちの右脳と左脳は、別の人格を持っているといわれるくらい、とらえている情報や考えていることが違います。

右脳と左脳がちゃんと連絡を取りあって仲良くやっているときは、右脳は左脳の指示に従っています。ところがいったん連絡が取れなくなると右脳は勝手に行動し始めます。そうなってくると、私たちの意思である左脳の言うことは聞かなくなってしまいます。そのため、右脳からの指示を受けている左手が私たちの意思に反して動いてしまいます。この症状は、「他人の手徴候（エイリアンハンド）」と呼ばれています。

たとえば、服を着替えるとき、「じゃあ、今日はこの服を着よう」と思って、右手でその服を取ろうとすると、左手が別の服をつかんで離してくれないということが起きます。左手は右脳が選んだであろうその服をなかなか離してくれないので、諦めて左手の言うことをきくか、誰か他の人に頼んで左手をその洋服から無理やり離してもらわないといけなくなります。

そしてなぜか右脳が選んでくる洋服、つまり左手がつかんで離さない洋服は、自分が着ようと思っていたものよりもカラフルでハデなことが多いそうです。

自分が着ようと思った洋服、つまり左脳が選んだ洋服というのは、おそらくＴＰＯに合わせて考えた無難な洋服なのでしょう。ところが右脳が選んだ洋服というのは、その瞬間の感性に合わせたもので、今日は仕事で大事な打ち合わせがあるからとかそういうことは考慮してくれないわけです。

しかも、私たちが自分の意思だと思っているのは、言語野のある左脳で考えていることだけです。そのため、自分としては左脳が選んだ洋服だけを自分が着たいと思っていると感じています。右脳の気持ちなどは全くといっていいほど分かりません。そのため、自分のしようと思っていることを左手に邪魔されたと感じたり、左手が自分の意思に反して勝手に動いてしまうと感じたりするわけです。自分の手であるのにまるで他人の手やエイリアンの手のような感覚がするのです。

この症状をきたすと日常生活はとても困難なものになってきます。たとえば、自分がズボンをはこうとして右手で引っ張り上げているのに、左手はズボンを下ろそうとしてしまうとか、洋服を着ようと思って右手で一生懸命ボタンをかけているのに左手がボタンをはずしていくといったことが起こってきます。これでは洋服を着替えるだけでも一苦労です。

この症状に苦しんでいる方にこういう言い方は失礼だとは思いますが、本を読もうとして右手で本を開こうとしても、文字を解さない右脳が支配する左手が本を閉じてしまうというコントのような報告もあります。

3　生命維持機能

3－1　命の源、脳幹部

脳幹部は3つに分けられ、下から延髄、橋、中脳と呼ばれています。[注1]

脳幹部は、呼吸や心臓の鼓動を維持する役割を果たしており、私たちが生きていく上では欠かせないものとなっています。その中でも一番下にある延髄は特に重要です。

延髄には、呼吸を調整する呼吸中枢と呼ばれる場所があります。ここがうまく働いているおかげで、私たちは特に意識を払うことなく、息を吸ったり、吐いたりという正常な呼吸をすることができます。この呼吸中枢に影響を与えているのが呼吸調整中枢です。これは、延髄のすぐ上の橋と呼ばれる場所にあります。ここでは、吸う息（吸気）と吐く息（呼気）の切り替えを調整していると考えられています。

私たちは、呼吸をすることで、身体に必要となる酸素を取り入れ、いらなくなった二酸化炭素を排出するというガス交換を行っています。酸素が十分あることで初めて食物から十分なエネルギーを作り出し、生命を維持することができるのです。

このガス交換がスムーズに行われるように体内にはいくつかのセンサーがあります。血液の中の二酸化炭素の濃度が上がると、あるセンサーが感知して、自律神経中枢に命令を送ります。すると、自律神経中枢はすぐに呼吸をするよう呼吸中枢に命令をします。

この機能がうまく働いているからこそ、私たちは眠っている間も無意識に呼吸をすることができ、酸素と二酸化炭素の交換が適切に行われているのです。

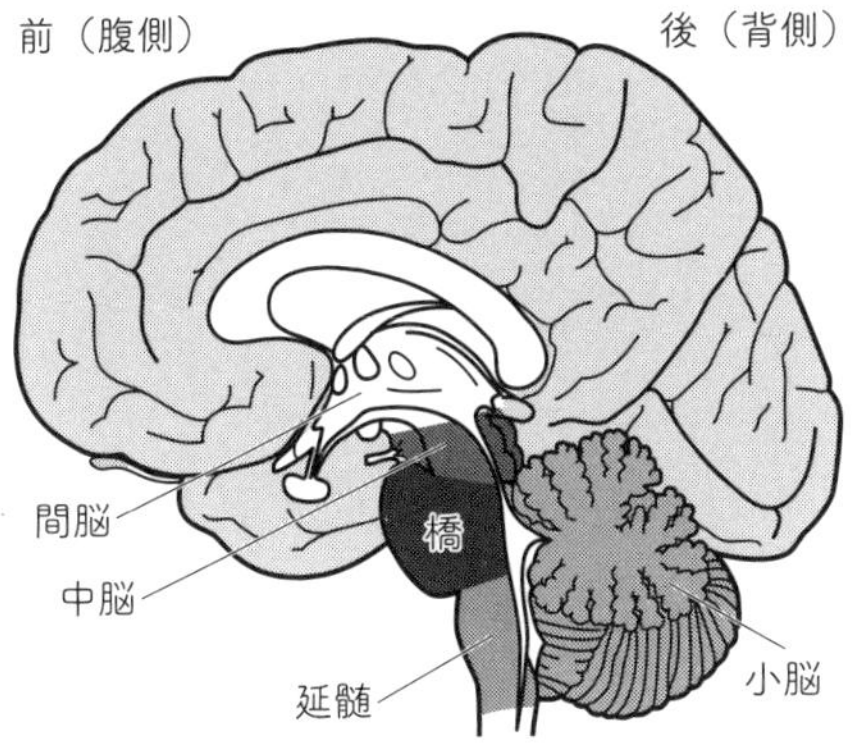

呼吸中枢自体に障害が起きる、もしくは呼吸中枢への情報がうまく伝わらなくなり、自動的に呼吸の調整ができなくなると考えられる不思議な病態があります。起きているとき、つまり自分が意識できるときには呼吸ができるのですが、眠ってしまうと呼吸が止まってしまうのです。

この病態は、ジャン・ジロドゥの書いた『オンディーヌ』の水の精霊オンディーヌが自分を裏切った恋人ハンスにかけた「一度眠ると死んでしまう」という呪いに似ていることから「オンディーヌの呪い」と呼ばれています。現在、この病気は先天性中枢性低換気症候群と呼ばれており、日本には約40人の患者さんがいます。

注1　専門書によっては間脳（視床、視床下部）を含めて、脳幹部と定義しているものもあります。

脳幹部の真ん中にある橋の上部背側《はいそく》には、青斑核《せいはんかく》と呼ばれる場所があります。ここはストレス、特に恐怖を引き起こすような刺激によって活性化し、ノルアドレナリンを大脳皮質、海馬、視床、小脳、橋、延髄に放出します。それによって危険であることを知らせ、周囲への注意を促しているのです。いっぽう、不安、うつ、パニックの発症にも関係しているとされています。つまり、青斑核は一種の危機管理機能として働いています。

ただ、何を自分にとって危険で怖いと感じるかは人によっても年齢によっても違うと思います。たとえば、多くの子どもたちにとって母親にがみがみと小言を言われることは、自分の身に危険を感じる怖いことなのかもしれません。実は、そうした場合、子どもの脳の機能がシャットダウンしてしまうといわれています。

ピッツバーグ大学、カリフォルニア大学バークレイ校、ハーバード大学の研究チームが行った実験です[5]。平均年齢14歳の男子10人、女子22人の脳の働きを測定しました。そして、被験者に録音した母親の自分に向けた小言を聞いてもらいます。

すると、レンズ核や後部島皮質といった「感情のネットワーク」に関連した脳の領域の活動が増加しました。いっぽう、背外側前頭前皮質や尾側前帯状皮質《びそくぜんたいじょうひしつ》といった「認知制御ネットワーク」や側頭頭頂領域や後部帯状回、楔前部《けつぜんぶ》といった「社会認識ネットワーク」に関連した脳の領域の活動が減少したそうです。

つまり、子どもがお母さんの小言を聞いたとき、その情報は耳からまず延髄にある蝸牛神経核に入ります。そのときに危機管理のスイッチが入るのでしょうか、否定的な感情と関連する脳の領域が活発になり、感情のコントロールをする領域と客観的なものの見方をする領域の活動が低下したのです。要するに、ふだんなら冷静に判断できるようなことができなくなってしまっているということです。

3-2　感情を生み出す辺縁系

辺縁系は、本能的な行動や感情、記憶、学習に関係しています。辺縁系の中の「扁桃体」という場所が、外からの刺激に反応してポジティブな感情やネガティブな感情を作り出します。その情報が「視床下部」に伝わることで本能的な行動や感情的な行動が生じます。

また、辺縁系は、感情の記憶を保存しておく場所でもあります。そのため、今までの経験から学習したことをもとに、外からの刺激に対していち早く危険を察知します。それによって、いろいろと考える前にとっさに危険から身を守り、敵を攻撃するといった原始的な防衛本能を引き起こすのです。

外からの刺激をこの「扁桃体」へと伝える経路は、2つあります。

1つが大脳皮質といって、大脳の神経細胞のある場所を介した経路です。この経路を通っている場合は、私たちは外からの刺激を認識することができます。つまり、何が引き金になってその感情

辺縁系の内側観

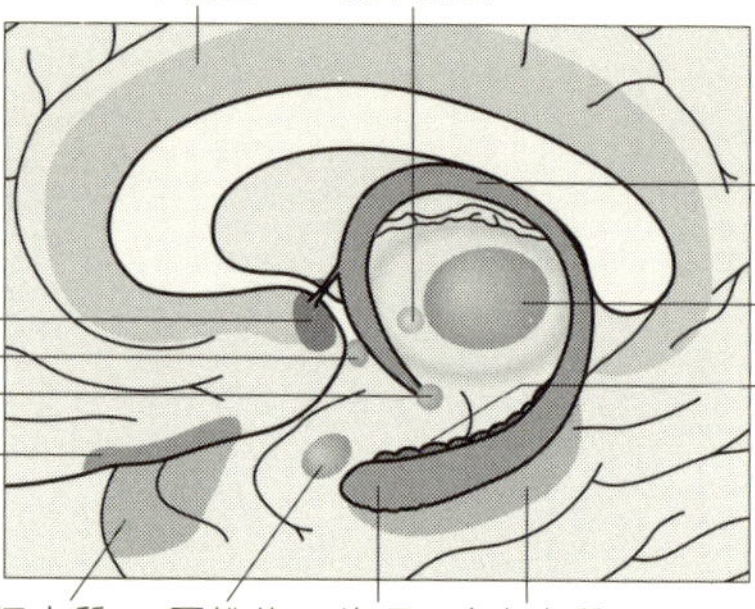

が生じたのかが分かります。

たとえば、休みの日に街で嫌いな上司を見かけたとします。まず、その視覚情報が後頭葉にある視覚野に入ります。その時点では、単に人が見えているという状況です。その情報が側頭葉に伝わると、今見えている人が上司であるということが分かります。さらに、その情報が扁桃体に伝えられると、嫌な感情が出てきます。この場合には、私たちは上司を見たことで自分に嫌な感情が出てきたということが分かります。

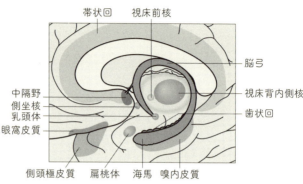

そしてもう1つが皮質下を介した経路です。この経路は大脳皮質経路をショートカットする形で入るものです。脳幹の一番上にあたる中脳にある上丘・下丘という場所から視床に入り、扁桃体にいくと考えられています。皮質を介さないので、私たちは通常、外からの刺激を認識することができません。

つまり、外からの刺激に気づく前に反応が出ているということです。先の例でいうと、休みの日に街を歩いているとよく分からないけど嫌な感情が自分の中に起こってきて、何だろうと思ってあたりをよく見てみると嫌な上司が近くにいるのに気づいた、という感じでしょうか。言うなれば最初に上司の気配を無意識的にキャッチし、上司に気づいたときにやっと視覚情報が後頭葉を経由して側頭葉に入ったということです。

ストレスに関係する刺激に対しては、すばやく身体が反応しないといけないため、皮質下経路の役割が大きいとされています。つまり、自分が気づく前に身体が先に反応しているということです。確かに、敵から身を守るためには重要です。

おもしろいことに扁桃体には、他の人が目に入ったときに、まず視線を相手の目に向けさせる作用があります。そして、そのときの視覚刺激も皮質下を介したショートカット経路を使っているそうです。つまり、相手が何を見ているのか、何に注目しているのかという情報は、自分が気づく前に扁桃体がキャッチしているということです。相手に見つかってしまったかどうかを無意識のうちに判断しているわけです。

「目は口ほどにものを言う」という諺があるくらい、相手を判断するときに相手の目というのは大切なものなのかもしれません。実際、相手に何かメッセージを伝えるとき、私たちが言葉の持つ意味自体で伝えているものは思っているよりも少なく、言葉のトーンや相手の表情、ジェスチャーといった言葉以外のものからメッセージの意味を解釈しています。このような非言語的メッセージが伝える量は全情報の93％という説もあるほどです。その中でも顔の伝える情報量は全体の55％とされています。そして顔の中でも目がもっとも重要だといわれています。実際、側頭葉にある顔や顔の部分の動きに関わる場所の活動性を調べると、目を動かしたときにもっとも高まることが分かっています。

扁桃体が機能しなかったら

私たちが恐れを感じるのは辺縁系の中にある扁桃体の機能によるものです。そして、扁桃体からの情報が、視床下部や橋、延髄へと伝えられ、その恐れに反応した行動が引き起こされてきます。つまり、扁桃体が機能しないというのは、不安や恐れを感じないため、脳による危機管理がうまくできない状態です。

何が起こっても不安や恐れを感じないというのは、一見すばらしいもののように感じるかもしれません。しかし、その状況で安全に生活をするためには、常に意識的である必要があります。現状を正確に把握し、それをもとに的確に考え、判断するという能力が必要となってきます。そのような能力がないにもかかわらず、不安や恐れがないとしたら、それはときに私たちの生命に大きな危険をもたらすことになってきます。

それを示しているのが、サルの扁桃体破壊実験です。扁桃体を破壊されたサルは、恐れを感じなくなります。そのため、以前は怖がって近寄りもしなかった天敵であるヘビに平気で近づいていきます。

「でも、人間はサルより賢いんだから、危ないかどうかなんて怖いと感じなくても分かるんじゃない」と思いませんか？　しかし、私たち人間も恐れや不安というものを感じない状況で危機管理をするというのは、とても大変なことのようです。

珍しい病気に先天性無痛症というものがあります。痛みを全く感じないのです。ちょっと羨ましく思うかもしれませんが、痛みを感じないため自分の身を守る防御反応の学習が難しいのです。そのため、脱臼や骨折などといった外傷を繰り返してしまいます。しかも、痛みがないためその状態で動いてしまい、傷ついた場所を安静に保つことができません。結果として、傷ついた場所がさらに悪くなったり、治るのが遅くなったりするのです。

先天性無痛症の患者であるスティーブン・ビート氏は、子どものころから何回も骨折を繰り返していました。あまりに頻度が高いため、5～6歳ごろには幼児虐待まで疑われ、幼児保護サービスによって家から連れ出されたほどです。彼の両親だけでなく、彼も彼の主治医も病気のことを説明したにもかかわらずです。幼児保護サービスの人たちは、彼が骨折の治療のために入院していた病院でも骨折したときに初めて、彼の両親と小児科医が本当のことを言っていると理解できたのです。

先天性無痛症という病気を持つ彼らが自分の身体に起きた緊急事態を見つけるためには、自分の身体をくまなく観察するしかありません。そのため、自分に起こった骨折さえも他人のほうが先に気がつくこともあるのです。自分の身体なのに異変に気がつくことすらできないために、傷が悪化して足を失ったり、脊髄損傷が悪化したりして、車いす生活を余儀なくされることになるのです。

もっと珍しい病気に、生まれつき扁桃体が機能しないウルバッハ・ビーテ病というものがあります。アイオワ大学の臨床神経心理学者ジャスティン・ファインスタイン氏らがその病気を持つ女性S・Mさんについて行った報告によると、彼女は全く恐怖を感じないそうです。そのため、ヘビやクモは嫌いと言いながらも、好奇心に勝てず大きなヘビをつかんでしまいます。

さらに驚くことに、彼女は30歳のときのある晩、明らかに薬物の影響下にあると見られる不審な男性に興味本位で近づいていってしまいました。その結果、その男性にナイフを突きつけられ「殺すぞ」と脅されたのですが、そのときも全く恐怖を感じることはありませんでした。そのとき、彼女は近くの教会で聖歌隊が歌っているのを聞き、「私を殺すなら、天使たちが黙っていないわ」と言い放ったそうです。幸運にも、男性は気味悪がったのか、おもむろにS・Mさんを解放し、立ち去りました。

恐れを感じないために、彼女は、本来ならば避けられる危険にまで進んで身をさらしてしまいます。恐怖を感じないということは、何でも信用し、何にでも近づいてしまうということです。[6]

私たちが、痛みや恐れを感じることなく危機管理を行うというのは、想像以上に難しいことなのです。

〈脳の三層構造説〉

脳幹部や辺縁系の性質を理解するには、神経学者ポール・マクリーンが提唱した脳の三層構造説、「三位一体モデル」が便利です。「三位一体モデル」というのは、脳は「爬虫《はちゅう》類脳」、「旧哺乳類脳」、「哺乳類脳」という順番で進化、発達していくというものです。

脳の三層構造説に関しては、爬虫類にも知性に関連する脳があるという説があることや、理性に関係する脳が感情に関係する脳よりも上だとするのはおかしいのではないかという反対意見もあります。それでも、脳の構造、役割や脳の進化を大まかに理解する上では便利な考え方でしょう。

名前からも想像できるかと思いますが、もっとも原始的であり、脳の根源ともなるのが「爬虫類脳」です。脳幹と基底核がそれにあたります。ちなみに、基底核は大脳と脳幹をつなぐ、情報の中継点です。心臓の拍動や呼吸、血圧、体温の調節といったこの世で生きていくための基本的な働きを担当しています。さらに爬虫類に特徴的な自分のテリトリー(縄張り)を守る意識などを生み出します。種の保存というよりも自分自身を守るために働いているところであるとされています。

ポール・D・マクリーンによる三位一体脳モデル

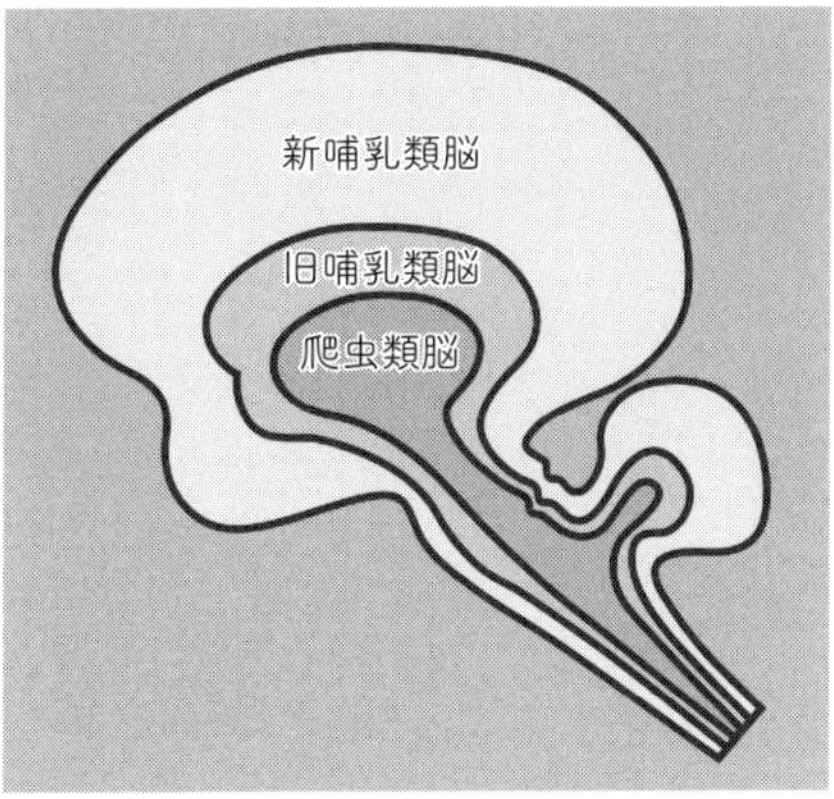

「旧哺乳類脳」は、爬虫類脳に次いで進化した場所です。海馬、帯状回、扁桃体といった〝辺縁系〟から成り立っています。自分自身の命を守り、この世に生き続けるための「原始的防衛本能」という役割から、生殖活動などの「種の保存」という段階にも関与してきます。快感や不快感を生み出すことで、それに役立

つような本能的な感情や行動を引き起こします。
たとえば、自分を守るために危険や脅威から逃げ、外敵を攻撃するといった反応を起こしたり、自分の遺伝子を伝えるために情動的な評価をもとに社会的な活動や集団行動を行ったり、子どもの育児や保護といった母性的な行動をとったりします。

「哺乳類脳」は、もっとも新しい年代に発生した場所であり、大脳新皮質の両半球（右脳・左脳）から成り立っています。言葉を使ったり、何かを記憶・学習したり、創造力を働かせたり、いろいろと考え計画したり、空間を把握したりする高次機能と呼ばれる働きがあります。ヒトと高等哺乳類において特に発達した知性・知能の源泉でもあります。

4　バランスの座、小脳

小脳は大脳の後方にあたる後頭葉の下で、脳幹の背部にあります。小脳の重さは大脳の10％ほどにすぎません。上小脳脚・中小脳脚・下小脳脚と呼ばれる連絡通路を通して、それぞれ脳幹の中脳、橋《きょう》、延髄とつながっています。

小脳の情報は、熟練した運動や他人の動きをまねすることに関わっている運動前野へ上小脳脚を通って伝えられています。いっぽう、大脳皮質からの情報は、中小脳脚を通って小脳へ伝えられます。さらに、全身の位置覚、つまり自分がどういう体勢でいるかという情報と平衡感覚を司る三半規管からの情報が下小脳脚を通って小脳へと伝えられています。

小脳は、その情報のやり取りによって、身体のそれぞれの部位の運動の微調整を行ったり、身体のバランスをとったりしています。小脳が機能することで、初めてなめらかな動きをすることが可能となるのです。

これは手足の動きだけではなく、目の動きや口・喉の動きに関しても同じです。そのため、小脳に問題があると、目をスムーズに動かすことができなくなったり、ろれつが回らなくなったりします。

小脳は、発生学的に4つに分けられます。小脳の中央にある上部虫部《ちゅうぶ》と下部虫部、そしてその両側にある小脳半球、そしてその前方にある片葉小節です。

上部虫部は、小脳半球に次いで新しい部分で、旧小脳とも呼ばれています。バランスよく歩行するのに欠かせない場所です。ここに障害があると、バランスを崩さないようにスタンスを広く取る、ワイド・ベースという歩き方になります。

下部虫部も旧小脳に分類されます。ここは身体のバランス維持と強く関係しています。そのため、ここに障害があると身体が前後左右に揺れてしまい、まっすぐ立っていることができません。ひどくなると一人では立っていることも、場合によっては座っていることも難しくなります。

言葉をスムーズに話すのもこの場所が関係しています。そのため、ここに問題が起きると2〜3音ずつとぎれとぎれに言葉を出す不明瞭な話し方になります。これを断綴性《だんてつせい》言語と呼びます。

小脳虫部の左右にある小脳半球は、もっとも新しい部分であり、霊長類で発達し、新小脳とも呼ばれています。たとえば、目の前のコップをつかむといったような、意図したところに手や足を正確に持っていくのに重要な働きをしています。他にも、連続的でスムーズな運動をする、筋肉の緊張を保つ、筋肉の収縮の切り替えをする、すばやく動いたり話したりすることに関係しています。

片葉小節は発生学的にもっとも古く、古小脳とも呼ばれています。耳の三半規管の情報を伝える前庭神経核との結合が密であり、スムーズに目を動かすことに関係しています。

先ほども述べたように、小脳は、熟練した運動や他人の動きをまねすることに関わっている運動前野と連携が強いとされています。そして、小脳神経回路シナプスに、運動の記憶が蓄えられています。つまり、繰り返し練習をすることによって小脳にその技が記憶され、「身体で覚える」という状態になります。技が磨かれ、特に考えることなくスムーズにその技を使うことができるようになるのです。つまり前頭葉を使わなくてもその技ができるという、脳にとっては何とも省エネな状態になるわけです。

しかも、いったん身体で覚えてさえしまえば、忘れにくいという特徴もあります。水泳や自転車乗り、車の運転、楽器の演奏など最初は一つ一つの動作を考えながら行っていたことでも、一度慣れてしまえば次にどうするのか考えずにスムーズに行うことができ、何年経っても忘れません。これも小脳のおかげなのです。

いちいち考えながら行動していたのでは、時間もエネルギーもかかってしまいます。私たちが滞りなく日常生活を送るためには、身体で覚えているということが大切なのです。

実際、慣れてくると身体というのは、0・1秒の違いさえも認識できるようになるようです。

2014年2月、アメリカ合衆国のシカゴで、「黄色信号の点灯時間を0・1秒短くしたらどうなるのか?」ということが試されました。赤信号になったらナンバープレートが自動で撮影される違反摘発システムを採用した際、通常3秒だった黄色信号の点灯時間を、こっそり2・9秒に変更しました。0・1秒くらい大したことないじゃないと思うかもしれませんが、それはどうも違うようです。たった0・1秒短くしたために、あっという間に7万7千枚の違反切符がきられ、罰金の総額はなんと8億円相当に上ってしまいました。結局は、苦情が多く寄せられたため、もとの3秒に戻したということですが、予想をはるかに上回る結果に市長も困惑したそうです。

0・1秒の違いを意識的に認識するというのはかなり大変です。私も以前に10秒フラットでストップウォッチを止めたら景品がもらえるというゲームにチャレンジしたことがありますが、最初のチャレンジでは、0・1秒どころか秒単位で違いました。ところが、身体で覚えたものというのは、このわずか0・1秒の違いさえも敏感に感じ取っているのです。つまり、身体が覚えていたということです。

「身体で覚えたこと」が、忘れにくく、意識することなく使うことができるのには、理由があります。これは、一連の動作を繰り返すことや試行錯誤することによって、一つ一つを別々のものとして覚えているわけではなく、一つの塊のモデルとして保存しているからではないかと考えられています。

先ほどの例でいうと、①黄色信号に変わった瞬間を見る、②停まるかそのままの速度で進むか、スピードを上げるかを判断する、③判断に従った行動をとる、という一連の動作を一つずつ別のものとしてとらえているわけではなく、①〜③を一つの塊のモデルとして、身体が覚えているわけです。そのため、どのタイミングで黄色信号に変わる瞬間を見たかによって、無意識のうちに②、③の行動をとってしまうということです。たった0・1秒の違いを身体は分かっているんですね。これも小脳のおかげ。違いが分かるやつなんです。

では、小脳の機能が低下してしまったらどうなるのでしょう。これは、酔っ払いの人を想像すると分かりやすいかもしれません。正確には、お酒を飲むと前頭葉、小脳、海馬に影響が出やすいといわれています。まずは、お酒の影響で前頭葉の機能が低下し、理性が外れます。

ここからさらにお酒が進むと小脳にも影響が出てくるようになります。ろれつが回らなくなったり、まっすぐ歩けなくなったり、何か取ろうとしても落っことしてしまったり。ひどい場合には、座っていることさえも難しくなったり、聞き取ることもできないくらいろれつが回らなくなったりします。さらに、海馬にもお酒の影響が及んでいるので、飲んだ席のことは覚えていないというわけです。

以前は、小脳は運動の機能にしか関わっていないと考えられていました。ところが、最近になって、小脳に突発的に障害が起こったときには一時的に高次機能にも障害をきたすことが分かってきました。

推察力が低下したり、ものごとに無関心になったり、会話において文法上の誤りがみられるようになったり、空間位置感覚が低下したり、断片的に記憶がなくなったりするのです。他にも、小脳虫部に障害があると感情が平坦化したり、逆に異常なまでの感情的な行動を引き起こしたりするのです。

5　神経の集まる大脳基底核と視床

大脳基底核は、大脳皮質と視床、脳幹を結びつけている神経核の集まりです。線条体《せんじょうたい》、淡蒼球《たんそうきゅう》、視床下核《ししょうかかく》、黒質《こくしつ》の4つの部位からなっています。その中の線条体は、運動機能を司る被殻《ひかく》と精神系機能を司る尾状核《びじょうかく》で構成されています。ちなみに、被殻と淡蒼球をあわせてレンズ核と呼んでいます。

哺乳類の大脳基底核は、運動調節、認知機能、感情、動機づけや学習などさまざまな機能を担っています。大脳皮質からの情報を受け、基底核内で情報処理を行い、それを大脳皮質や辺縁系、脳幹へと伝えています。

大脳基底核は、小脳とともに視床を介して大脳皮質とお互いに連絡し、自分の意思や意図に基づく運動（随意運動《ずいいうんどう》）やその他の高次機能をコントロールしています。具体的には、随意運動の調節や筋肉の緊張・姿勢の調整などを行っています。記憶をもとにした予測や期待に結びつくような運動（行動）にも関係し、前頭前野にある運動パターンの中から適切な運動を選択しています。

そのため、大脳基底核に障害があると、自分で意図した運動を行うことが難しくなります。たとえば、大脳基底核の機能に障害をきたすパーキンソン病では、運動を始めることが難しくなったり、不随意運動といって、ふるえなどの自分が意図しない動きが出てきたりします。また、筋肉の緊張も普通よりも高くなっていたり、低くなっていたりします。

視床は神経細胞体が集まったものです。この主な働きは3つあります。

1つ目が、嗅覚を除く全ての感覚、つまり視覚、聴覚、身体感覚（触覚、痛覚、温度覚、位置覚）、味覚の情報処理です。視床は、以前は、大脳皮質に向かう単なる中継点だと考えられていました。ところが、実際は大脳皮質からのさまざまな情報を受け取り、感覚情報を統合したり、フィルターをかけたりする役割も担っていることが分かりました。

たとえば、うるさい場所で相手の声が聞き取りにくいときには、われわれは相手の表情や口の動きに注意を集中して、聴覚情報の不足を補おうとします。

2つ目が、運動の中継点としての役割です。大脳皮質と大脳基底核の間には密接な連絡線維がありますが、その一部は視床で中継されます。

3つ目が、高次機能への関与です。注意、記憶、感情へ影響を与えていることが分かっています。

そのため、視床が障害されると感覚障害をきたしたり、視野の半分が見えなくなったりします。たとえば、右の視床の障害をきたすと右目も左目も視野の左半分が見えなくなるという左の同名半盲という症状をきたします。障害部位が小さい場合には、感覚障害は片側の唇と手先、特に親指にだけ感覚の低下やしびれが現れます。その特徴的な分布から手口症候群と呼ばれています。また、ときに耐え難い痛みのこともあり、視床痛といわれています。

視床は小脳との関連性が強いため、障害を受けると運動がなめらかな一つの動きとして行えなくなったり、目標物まで手を伸ばすときに少し手前で止まってからつかむという測定障害という症状がみられたりします。

他にも、注意力の低下、稀ではありますが記銘力（新しくものごとを覚える力）低下や視床の障害にあう前のことが思い出せないといった逆行性健忘、日付や場所が分からないといった見当識障害をきたすこともあります。

また右側の視床に広範囲な障害があると空間認識が障害されることもあります。そして、視床の障害が両側になると、極端にろれつが回らなくなることがあり、場合によっては、意識障害を生じることもあります。

第2節　それぞれの役割分担

1　自分の居場所、前頭前野

人間の脳には、とても多くの神経細胞があり、電気信号を使って情報のやり取りをしています。大脳では数百億個、小脳では一千億個もあるとさえいわれています。

ふだん私たちは、自分という存在を自分として感じていることに何の疑問もいだかないかもしれません。こう聞くと不思議に感じるかもしれませんが、私たちが自分を自分であることが分かるのにも私たちの脳の働きが関係しているのです。

実は、私たちは生まれたときは自分のことを自分であると分からないのではないかと考えられています。実際、鏡に映った自分を見て自分と認識できるのは1~2歳になってからだといわれています。

また、アルツハイマー病の人の中には、鏡に映った自分を自分として認識できなくなってしまう人もいます。鏡に映る自分を見て、「私の友達」と呼び、自分と似ていることは認めるものの、自分であるとは決して認めません。

私たちが自分のことを自分であると分かるために、単純な1つの経路ではなく、複数の経路が関係していることが分かってきました。その中でも右脳は、重要な働きをしています。たとえば、右側頭葉～後頭葉の障害では自分の顔を見ても自分と分からなくなり、右前頭葉～頭頂葉の障害では自分の動かしている手を他人の手と感じます。さらに右前頭前野の障害では、自分がいつどこで何をしてどう感じたかなど、特定の時期や場所で個人的に起こった出来事や事件について思い出すことが難しくなります。つまり、右脳が自伝的記憶を司っているのです。

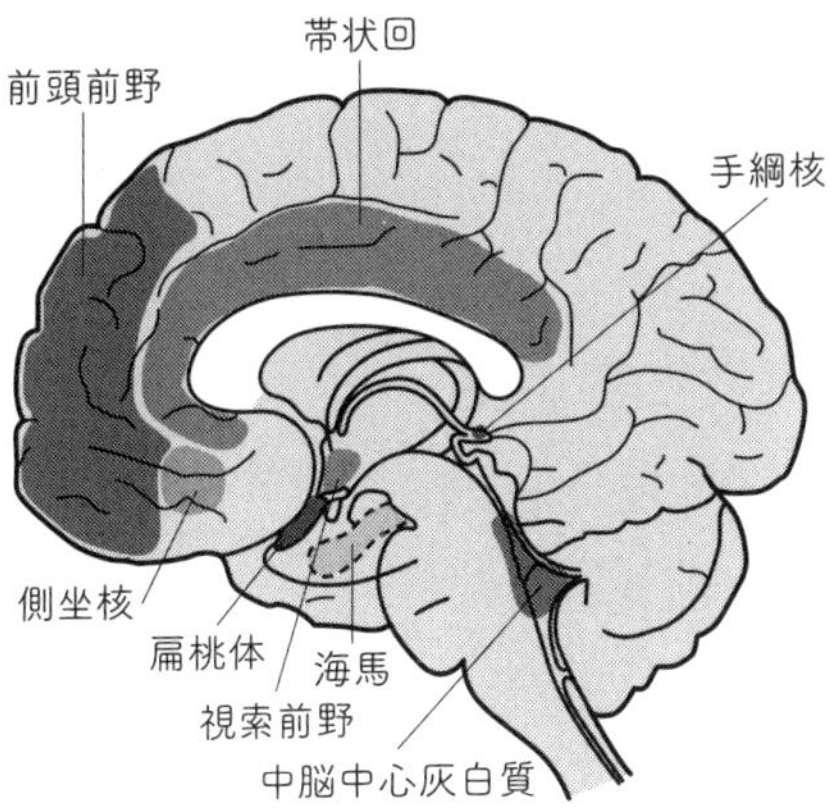

いっぽう、多くの人たちにとって脳の中で起こっている出来事のうち、自分のこととして感じることができるのは言語野のある左脳、その中でも左前頭前野で起きていることだけです。

私たちが自分だと思っている左前頭前野について、もう少し詳しくみていきましょう。

1−1　自分が認識する自分、左前頭前野

私たちの脳は、私たちが自分自身で見て、聞いて、感じていると思っている以上のことをキャッチしています。私たちが顕在的に認識できる、つまり私たちが気づくことができるのは、言語野のある左脳、その中でも左の前頭前野と呼ばれる前頭葉の前の部分に入ってきた情報だけです。私たちが何かを考えたり、計画したりするとき、それを頭の中で行っていたとしても言葉を使っています。つまり左脳を働かせているわけです。それ以外の情報は、なんとなくぼんやりととらえてはいたとしても、私たちの意識の上にははっきりとした形を持って現れては来ません。

私たちは、はっきりと顕在意識でとらえている情報とそのぼんやりとした情報をもとにこの左の前頭前野で考えたり、計画したりして、行動の最終決定を下します。

私たち人間の脳と他の哺乳類の脳との最大の違いは、この前頭前野にあります。19世紀になるまで前頭前野がどのような働きをしているのか全く分かっていませんでした。言葉や手足の動きに関係のないため、そんなにたいした働きをしていないのではないかと思われていたのです。

しかし、ある症例をきっかけに、この前頭前野に注目が集まるようになりました。それが、フィネアス・ゲージが受けた障害によってきたした症状です。

鉄道労働者だった彼は、非常に仕事熱心で前向きな性格だったため、多くの人から尊敬されていました。

鋼鉄の杭がゲージの頭蓋骨を貫いた様子

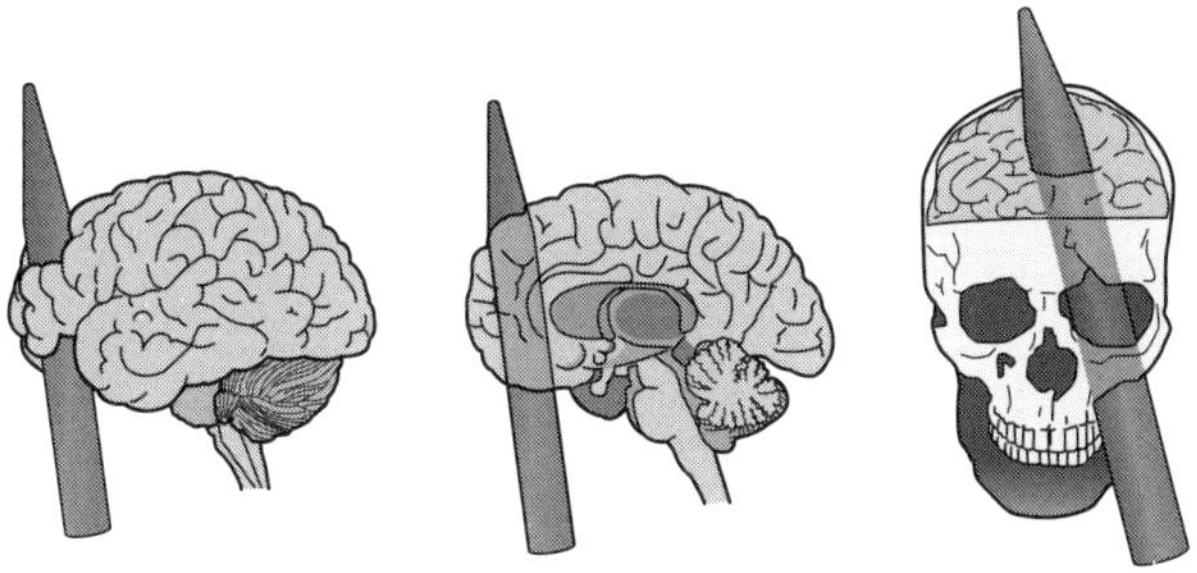

ところが、1848年9月13日の作業中に起きた爆発事故で状況は一変してしまいます。飛んできた鋼鉄の杭がゲージの頭を貫通したのです。その事故によって彼は、前頭葉、特に腹内側前頭前野と呼ばれる部分の大半を失ってしまいました。

このような大きな事故にもかかわらず、彼は一命を取り留めました。その後の治療で、ふつうに歩くことも、話をすることもできる状態まで回復したのです。それは一見すると、以前と何も変わりないようでした。

ところが、それ以降の彼はというと、まるで別人でした。有能で誰よりも部下から慕われていた彼はいなくなってしまったのです。代わりに現れたのは、幼稚で無責任な人でした。注意力に欠け、酒にもおぼれる生活を送るようになってしまったのです。

担当医は、彼のことを「どうしようもなく頑固になるくせに、気分が変わりやすく、いざとなると二の足を踏んでしまう。将来の計画を立てはするけれど、すぐに変更して、結局お流れにしてしまう。知的能力や感情面は子どもだが、動物的な性欲という意味では成人男性だった」と評しています。

前頭前野は「人を人たらしめる脳」ともいわれています。フィネアス・ゲージの例からもそれが分かるでしょうが、前頭前野は、何かを計画し、考え、注意を払うという機能だけではなく、他人に共感し、社会的に適切な行動をとることや自発性に関係している場所なのです。

左の前頭前野は確かに生命を維持するという面では何の影響ももたらさないかもしれません。しかし、この現代社会において社会生活を営んでいくという意味では、左の前頭前野の機能はとても大切になってきます。ある意味、私たちの人生を決める場所ともいえます。ここがうまく機能していることにより、将来のビジョンを思い描き、それに向かっての行動計画を立てることが可能になります。

ところが、左の前頭前野は私たちの行動に理性という名の制限をかける場所でもあります。つまり、世間一般の常識や他人の評価といった規制を設け、自由な発想を妨げる原因にもなってくるのです。

左の前頭前野を働かせるだけでなく、いかに右脳からの感覚的な情報をキャッチできるようにするかが大切ということです。

1-2　もう一人の自分、右前頭前野

ついつい、私たちが意識できる左脳にフォーカスがあたってしまいましたが、右脳も独自の意思を持っています。ただ、残念ながら右脳は言葉を持ってはいません。情報があふれている現代社会においては、多くの人たちは常に何かの情報に触れ、いろいろと考えをめぐらしています。

そのため、左脳で発せられる思考の声が大きすぎて、微かな右脳の声はかき消され、聞くことが難しいのです。静かな自然の中ではなんとなく感じ取れる感覚さえも、ふだんの忙しい生活の中では閉ざされてしまいます。処理する情報量が多すぎて、右脳の声に耳を傾ける心の余裕がないのです。

先ほども触れましたが、左脳だけで考えたビジョンというのは、自分で自分自身に制限をかけて描いたものです。「これは無理」「これは非常識だ」などと考えて、本来だったらできるはずのことまでも選択肢から追い出しています。

それを考えると、右脳でつかんだ全体像からの情報、つまり感覚やひらめき、直感を大切にした上で、左脳によって詳細に行動計画を立てると、自分が本当に望む未来を手に入れやすくなってくるのかもしれません。

1－3　自分が分かるのは氷山の一角

〈私たちが認識できるのは脳の中で起こっていることのほんの一部〉

私たちは、自分の脳の中で起こっていることのほんの一部しか顕在的には認識できてはいません。私たちが自分では分かっていないと思っていても、潜在的には分かっていることというのはたくさんあります。

たとえば、右脳でキャッチした情報を正確に把握するということは難しいとされています。私たちの脳の右と左では、別人格を持っているといわれるほど、認識が違っていることもあります。脳《のう》梁《りょう》を通して、右脳と左脳はリアルタイムに情報をやり取りしています。しかし、ふだん、私たちはほとんど左脳の声を聞いて生活しています。私たちの心の中に言葉として浮かんでくる声や考えは、主に言語野のある左脳が発している言葉です。右脳が考えていることは、なんとなく感じとることはできたとしても、はっきりと意識的に言葉としてとらえることは難しいのです。

何がしたいのか何をするべきなのかを自分の心の中で言葉を使って探しているとき、脳はすでに左脳が優位になっています。右脳に従って行動しているときというのは、言葉に変換される前に、つまりいろいろ考える前に感覚でとらえて行動しています。

たとえば、絵を見たり、音楽を聴いたりしたときに「どこがどう好きなのか？っていわれるとよく分からないけど、何となく好きだな」って感じたり、人に会ったときに「あの人、何となく好きじゃないかも…なんでって聞かれても困るんだけど…」と感じたりした経験がある人もいると思います。これは、右脳では分かっているのに、右脳で起こっていることを左脳がはっきりと認識することができないために、具体的な言葉で表現するのが難しいからではないかとされています。

私たちが右脳のことを認識できるのは左脳があまり働いていないときだとされています。そういうときには、右脳の状態がそのまま反映され、かすかな気分の揺れを感じやすくなるのです。

とはいっても、私たちが社会で生活をするとなるとどうしても左脳をフル回転させてしまいます。特に仕事をしていく上では、そうでしょう。

ふだんの生活を思い出してみてください。平和な日常であったとしても、友人たちとの会話やふと見かけた人々、日常の光景、テレビ、インターネット、雑誌、広告など、私たちの周囲は情報があふれ、脳にはその膨大な量の情報が入ってきています。この膨大な量の情報のうち、私たちが認識できるものというのは、ほんの一部にしかすぎません。では、残りはというと、私たちの中に情報として入ってはきても、私たちに何の印象も残してはいないのです。

驚かれるかもしれませんが、自分の中で湧きあがってきた一時的な感情の変化においてでさえも、自分自身では全く気がつかないということがあります。これも右脳で感じていることが、左脳にまで至っていないためだとされています。そのため、自分でも気がつかないうちに、ネガティブな感情をため込んでしまうこともあります。その結果、思いもよらないときになぜかイライラしたり、理由もなく憂鬱な気分になったりしてしまうのです。

実際、本を読んだり、おしゃべりをしたりと左脳が活発に働いているときには、右脳で生じた悲しみや不安などの情緒的反応は抑えられ、一時的にそれらの感情が和らいでいきます。でもこれは、「自分の感情に一時的に蓋をしたようなものだ」ともいわれています。それだと、単に感情をため込んでいるだけにすぎません。それも積もり積もれば、何かのきっかけで感情の爆発につながるのです。

理想をいえば、右脳で感じていることをきちんと左脳でも認識してあげることが重要です。そのためには、まず自分が感じていることを顕在的にも認識する、つまり自分の感情に気づこうとする意識を持つことが大切です。自分で気づかなければ、それをどうすることもできません。気づこうとする意識を持つことで、はじめて自分の感情を処理することが可能になるのです。

しかし、多くの人にとって、日常の生活の中で右脳の情報をキャッチするというのはなかなか難しいというのが現状です。私たちが右脳の情報をキャッチするのがいかに難しいのか、それを示すデータをみていきましょう。

右脳と左脳をつなぐ脳梁が障害され、お互いに情報のやり取りができなくなった分離脳の男性で行われた実験があります。[7]この男性、たまたま左脳だけでなく、右脳にも言語能力を持っていました。その男性に対して、「卒業したら何をしたいですか？」という質問を行いました。男性は「製図工になりたい。そのための勉強もしている」と答えました。

そこで、今度は、右脳にだけ同じ質問をしてみました。左視野に入れた刺激は右脳にしかいかないことを利用したのです。男性には「…したら何をしたいですか」と質問します。そして、左視野に「卒業」という文字を見せました。これで右脳にだけ完全な文章の質問が提示されたことになります。そして、右脳からの情報を引き出すために、右脳が支配している左手で文字ブロックを並べて答えてもらいました。

自分が並べた単語、つまり右脳が出した答えを見て、実験者も本人もとても驚いたそうです。というのも、そこには「カー・レーサー」という文字があったのです。つまり、彼の右脳は、将来はカー・レーサーになりたいという夢を持っていたということです。しかし、当の本人はそれに全く気づいていませんでした。だから、自分の答えを見て驚いたのです。左脳が発する「自分には無理」とか、「それは現実的ではない」とか、「実現できることだったらこれかな」などといった思考の声が強すぎて、同じように自分の中にあった右脳の声を感じとることができなかったのです。

この例が示すように、私たちが自分でも気がついていないというだけで、本当は潜在的には分かっているということはいっぱいあります。左脳の声が強すぎて、単に自分が決めた枠の中でしか考えることができなくなっているのです。そうやって、私たちは知らず知らずのうちに自分に制限をかけ、自分の可能性を閉ざしているのかもしれません。

それを示す例を2つ紹介します。

アメリカのカリフォルニア州スタンフォード大学キャロル・デュエック教授らが行った実験です。[8]学生を2つのグループに分けます。一方のグループには、「人の精神力には限界がある」という説についてレクチャーをします。そして、もう一方のグループには、「人の精神力には限界がない」という説についてレクチャーをします。それぞれを信じ込ませてから、集中力が必要となる作業をしてもらいます。すると、「人の精神力には限界がない」という説を信じた学生のほうが、はるかに高い実績を上げたそうです。

さらにおもしろいのが、「人の精神力には限界がある」と思っている学生は、「自分次第でどうにでもなる」と思っている学生に比べて、ジャンクフードの誘惑に負けて食べてしまう人が24％も多く、やるべきことを先送りにしてしまう人も35％多かったそうです。

しかし、実はこの実験を行う前はというと、ほとんどの学生は「精神力や集中力には限界があるから、ときどき休憩したほうがいい」という説を、信じていました。ところが、精神力には限界はないのだということを教わることで、集中力が必要な作業でも、これまで以上の力を発揮したというのです。ということは、今までは、限界があるという思い込みによって、わざわざ自分に限界を作っていたということです。なんだかもったいない話ですね。

もう一つの例を挙げてみましょう。カナダ・ブリティッシュコロンビア大学、米プリンストン大学、米ワシントン大学が行った研究です。ニュージャージーの貧困層への配給所に2年以上通う150人を対象に実験を行っています。

自分が過去に達成したことを思い出し、それについて語り、録音した後に、知能テストを行いました。すると、自分が過去に達成したことを思い出すことが自分を肯定することにつながり、認知能力が向上したのです。IQは、10ポイントも上昇したそうです。それだけではありません。能力が高くなることで、生活のクオリティまで改善したというのです。

今までは、困ったときに人に自分の状況を知らせることすら思いつかなかった人たちが、自分から地方自治体の援助サービスを探そうとする意欲まで出てきたそうです。つまり、自分自身を肯定するというとてもシンプルなことが、彼らにとって絶大な効果があったことを示しています。

ところが、この現象は裕福な環境の人には見られなかったそうです。つまり、貧困層の人ほど、それだけ自己肯定感が低く、最初から自分には無理だと思ってあきらめてしまっていることが多いのかもしれません。しかし、その自分にかけている制限を取り除いてあげることで、その人が持つ本来の能力を発揮できるようになったのではないでしょうか。

私たち日本人は、いにしえより謙虚であること、人と調和することを美徳としています。そのため、貧困層でない人たちの中にも自分に対する評価が低い人が多く、他人とは違う発想を良しとしない風潮もあります。つまり、自分自身に制限をかけ、本来持っている自分の能力を十分に発揮できていない可能性があるのです。

「コスモポリタン」に書かれた記事によると、妄想により出世したり、社会的技能が高まったり、人間関係が改善するそうです。ときに、妄想を膨らませながら将来を思い描くのもいいのかもしれません。

少し話がそれてしまいました。話を戻して、私たちが分かっていないと思っていても実はちゃんと認識できているということを示すもう一つの例、「盲視」と呼ばれる現象を紹介しましょう。

盲視は、脳の障害のために、本人の自覚としては「見えない」状態なのに、テストをすると物体の動きや位置をかなり正確に把握できることをいいます。

ちょっと、想像がつきにくいですよね。

実例があったほうが分かりやすいと思いますので、『カールソン　神経科学テキスト　脳と行動』（丸善出版）に載っていた盲視の方の例を挙げたいと思います（一部省略しています）。

M博士は脳梗塞で視力をほぼ完全に失ったJ氏の検査を行いました。J氏の見える範囲は視野の中心部のほんのわずかな点状の領域だけでした。M博士は目の前に座ったJ氏の前に杖を出して「Jさん、まっすぐ前を向いてください。頭を動かしたり目を動かしたりせずに右手を伸ばして、私が持っているものを指さしてください」と告げました。

J氏は初め「私は何も見えません」と怒りました。しかし、最終的に指をさしてみました。すると、J氏の指が杖の端に触ったのです。J氏は、自分は何も見えていないのに、自分で正確に指をさせたことにとても驚きました。

「Jさん、あと何回かやってみましょう」というとM博士は杖の向きを変えて、杖の取手の部分をJ氏に向け「じゃあ、杖の取手を握ってみてください」と言いました。J氏は手を開いて伸ばし、取手の部分を難なくつかみました。M博士は杖を90度回して再び取手を握るよう促しました。J氏は手を持ち上げるにつれ手首を回し、取手の向きにうまく合わせ再び難なく取手をつかみました。

これは、決してJ氏が仮病を使っていたわけではありません。意識にはのぼってこない単純な視覚経路が働いていたのです。実は、視覚に関わる脳内機構は大きく2つに分けられます。

1つがより複雑な視覚系で、後から進化した哺乳類の視覚系です。こちらが私たちをとりまく外界を知覚する役割を担っています。

そして、もう1つが単純な視覚系であり、最初に進化したものです。魚やカエルといった動物の視覚系と似ています。これは目を自分の思い通りに動かし、視野の端で起こった突然の動きに私たちの注意を向けるために発達したとされています。

しかし、私たちはその情報には気づかないのです。というのも、単純な視覚系は意識が発達する前に進化したため、意識と関連した領域と連絡を持っていないとされています。ただ、この盲視の症例が示すように、意識にのぼらないからといって本当に分かっていないわけではありません。意識にのぼらない視覚情報が、目的とするものに手を伸ばさせるというような単純な行動を促すこともあるということです。

〈認識できるのは注意を払っている情報だけ〉

私たちが意識的にとらえられる情報というのは、キャッチしている情報のほんの一部です。意識はよく海の中の氷山に例えられています。氷山は、ほとんどが水面下に隠れていて、見えるのがほんの一部であるように、私たちがとらえた情報も意識的に分かるのはほんの一部にすぎません。ほとんどは、潜在意識では分かっていても私たちの顕在意識にはのぼってはこないのです。

では、私たちがどういう情報を意識的にとらえることができるのかというと、自分が必要だと思い、注意を払っているものです。

たとえば、初めての場所に行ったときを考えてください。

私たちは視覚を通していろんな情報を受け取っています。そこで目を閉じ、今、私たちが眼にしていたものの中で赤いものを思い浮かべてもらいます。改めて目を開けてもらったときに、多くの人は自分が思い浮かべたものよりもずいぶん多くの赤いものがそこにあったのに気づくでしょう。

そこで、もう一度目を閉じてもらいます。そして、今度は青いものを思い浮かべてもらいます。先ほど目を開けて赤いものを探したときに、目の前のものをくまなく見たにもかかわらず、また目を開けたときには多くの青いものを見落としていたことに気づくでしょう。

よく将来どうなりたいのか、できるだけ具体的にイメージするのがよいということがいわれていますが、その理由がここにあります。つまり、具体的なものがイメージできているということは、私たちが注意を払う対象がはっきりしているということです。先ほどの例でいえば、今ほしい情報が赤いものなのか、青いものなのかが分かっているということです。今欲しい情報が赤だと思っているのか青だと思っているのかでは、私たちがふだんの生活でキャッチできる情報がずいぶんと変わってきてしまいます。赤に注意が向いていれば、赤いものが多く見つかり、青に注意が向いていれば青いものが多く見つかるということです。

私たちは注意を払っていないものに関しては、たとえそれがすぐ近くにあったとしても驚くほど気づきません。つまり、自分がどうなりたいのか、何を得たいのかがはっきりしていなければ、それにまつわる情報は入ってこないのです。逆にいえば、自分の求めるものがはっきりしているほど、それに関する情報をキャッチしやすくなるということです。

ところで、私たちは注意を払っていないものにはどれくらい気づかないものでしょうか。ダニエル・シモンズとクリストファー・チャプリスの2人が行ったおもしろい実験があります。

被験者は、黒いユニフォームを着たチームと白いユニフォームを着たチームがバスケットボールをするビデオを見せられます。そして、白いシャツを着たチームのパスを数えるように指示されます。ビデオが終わった後、「何か変わったことが起きませんでしたか?」と聞かれます。

実は、このビデオには途中にゴリラの着ぐるみを着た人が登場します。しかもビデオの真ん中で胸をドンドンと叩いて、自分の存在をアピールまでしています。しかし、そのゴリラのアピールもむなしく、半数の人はその存在にすら全く気づかないのです。
ちなみにゴリラに気づいた人は、たいていパスの回数を間違って答えたそうです。
つまり、気の毒なことにまじめな人ほどパスを数えることに集中するあまり、ゴリラを見落とす確率が高くなってしまうのです。

私も何人かにこの実験を試してみたのですが、皆おもしろいくらいに気づきません。そして、気づかなかった人たちは後でゴリラの存在を指摘されたとき、皆一様に「なぜあれに気づかなかったんだろう」と衝撃を受けていました。

これは、難しいタスクに集中しているとき、つまり集中を必要とするような大切な仕事をしているときほど、脳はその仕事に集中して、それ以外の情報を締め出そうとしているためではないかとされています。おもしろいことに、ゴリラに気づかなかった人も視線を分析すると、気づいた人と同じくらいゴリラを見ていたそうです。ゴリラを見ていたにもかかわらず、つまりゴリラのことは情報として脳に入っていたはずなのに、ゴリラに注意を向けていなかったから気づかなかったのです。
ビデオを見る前に「今からここにゴリラが出てくる」と予測している人はいないと思います。著者たちによると、人は予測していないもの、つまり注意を払っていないものには驚くほど気づきにくいのだそうです。

似たような他の実験もあります。

2009年にウェスタン・ワシントン大学の心理学者たちが行ったものです。[10]キャンパスを歩く学生を以下の4つのグループに分けて調べました。

第一グループ：周りを気にせず歩いていた
第二グループ：二人連れで、互いに話しながら歩いていた
第三グループ：歩きながら、iPodで音楽を聞いていた
第四グループ：携帯電話でしゃべっていた

そして、突拍子もない服装のピエロが一輪車でそばに寄ってきて、おかしなしぐさをしながら周りを回り、去っていきます。二人組の学生が、一番ピエロに気づく確率が高く、もっとも低かったのが、携帯電話でしゃべっていた学生だったそうです。なんと半数の学生がピエロに気づかなかったのです。

この実験から考えると、注意を払っていなければ、自分のすぐ近くで現実に起こっていたことにさえ気づかないことが結構あるということです。今この瞬間にチャンスが訪れていたとしても見落としているかもしれません。すぐ近くにいた突拍子もない服装のピエロにすら気づかないのですから。

では、こういうとき、脳ではどういうことが起こっているのでしょうか？

その答えは、カリフォルニア大学バークレー校のジャック・L・ギャラント氏、トルガ・チュクル氏らが科学誌「ネイチャー・ニューロサイエンス」に発表した実験にあるのかもしれません。[11]

日常の風景を撮影したごく短い映像をつなぎ合わせて30分のビデオにまとめ、それを見ているときの脳の働きを、MRIを利用して脳の活動性を視覚化するfMRIという手法を用いて調べま

した。被験者はビデオの中の人間または、乗り物を探すよう指示されています。すると、人間を探しているときは、脳の大部分が「人間発見器」になっていたそうです。つまり、人間に対する感度が上がり、乗り物に対する感度が下がったのです。

もちろん乗り物を探しているときには、脳の大部分が「乗り物発見器」になっていました。さらに、人間を探しているときの被験者の脳は、人間と関連のある猫や植物などにも敏感に反応したそうです。ちなみに、乗り物を探しているときには、時計や建物への感度も上がりました。

つまり、被験者が何に注目しているかによって、同じビデオを見ていたにもかかわらず脳のほとんどの領域の反応パターンが変わってしまったということです。

では、注意を払っていないものには気づかないという現象は視覚だけの話なのでしょうか？

実は聴覚でも同じような現象があります。私たちは、自分が興味のある話、つまり、注意を向けている話だけを聞いているといわれています。[12]

この現象には、「カクテルパーティー効果」という名前がついています。これがあるからこそ、人混みの中で自分の名前を呼ばれたときに気づくことができます。この現象がなければ、周囲の雑音に紛れてしまい、同じような音の大きさで呼ばれている自分の名前を聞きとることは難しいでしょう。

これは、1953年に心理学者のチェリー博士が提案した概念です。私たちは、聞こえてくる全ての情報を同じように扱って処理しているわけではありません。最初にフィルターにかけてしまうのです。それによって、自分に関係のある情報に注意を向け、その他の情報はどこか別のところに置いてしまうという選別をしています。そのため、騒々しい中に身を置いているときにはちゃんと聞こえていたはずの友人たちとの会話や音であっても、それを録音して聞こうとすると雑音ばかりで聞き取れなくなってしまうのです。

実際に喧騒の中にいるときにはいろいろな方向から音が入ってきます。ただ、私たちは、興味があるもの、つまりその音が入ってくる先にだけ注意を向けるということを無意識のうちにしています。そのため、聞きたい音だけを選んで聞き取れるのだそうです。この選別作業には、言語野を持つ左脳が関わっていて、雑音をシャットアウトする働きをしているのではないかと考えられています。

この現象を逆の側面から考えると、自分には関係がないと思っていることというのは、近くでその話をされていても気づかないかもしれないということにもなります。

要するに私たちは注意を払っていること、つまり自分が関心のあることしか見ていないし、聞いていないのです。

そのため、何に注意を払うのかということが重要なのです。

そして、そのことが積み重なることで脳自体にも変化をもたらしてきます。

カリフォルニア大学のマイケル・マーゼニック博士によって行われた実験です[13]。

サルを2つのグループに分けます。どちらのグループのサルも最初に脳の検査をした後、6週間、毎日100分ずつヘッドホンで音を聞かせ、同時に装置を使って指をタップします。

1つのグループは、指に感じるリズムが変わったことを教えてくれた場合にはジュースを一口与え、指の感覚に意識を向けさせます。もう一方のグループは、音が変わったことを教えてくれた場合にジュースを一口与え、音に意識を向けさせます。そして、6週間後にこの両者のグループの脳をもう一度調べました。つまり、サルに与える物理的な刺激は同じで、単に意識を向けさせる先が違った場合に、はたして脳に違いが出てくるのかということを調べたわけです。

すると、予想通り2つのグループの脳には違った変化が現れていました。指の感覚に対する刺激に注意を向けたグループでは、タップされた指からの感覚情報が入ってくる脳の領域が拡大していました。いっぽう、音に注意を向けていたグループでは、指に同じ刺激を受けていたにもかかわらず、感覚情報が入ってくる脳の領域に変化はみられませんでした。

同じようなことが聴覚野にも起こっていました。音に注意を向けていたグループでは、そのときに聞こえた音の周波数を処理する聴覚野の領域が増えていました。いっぽう、指の感覚に注意を向けていたグループでは、聴覚野にそのような変化はみられませんでした。

つまり、同じ経験を積んだとしても、そこにどれだけ注意（意識）を向けているのかで、脳に対する効果まで変わってしまうということです。この結果から考えられることは、同じことを同じ時間かけて新しく学習したとしても、いかに主体的に行うかでその学習効果が変わってしまうということです。

注意を向けた先の脳の領域が増える現象には、脳の可塑性という性質が関係しています。脳の可塑性というのは、よく使う経路は強化され、使わない経路は廃れていくという現象です。そのため、注意を向けていることに関連した脳の部位は発達し、さらに気づきやすくなるという循環が生まれます。

また、注意を払った情報をキャッチしやすいというのは、ある一定の音や感覚といった具体的なものだけでなく、もっと抽象的なものにもあてはまるようです。実は、現実的にも自分のことを運がよいと思っている人たちは、チャンスをキャッチしやすいということも分かっています。

イギリスのハートフォードシャー大学のリチャード・ワイズマン教授が行った実験です[14]。

リチャード・ワイズマン教授は、もともとはプロのマジシャンだったのですが、マジックの裏にある人間の心理に興味を持つようになり、心理学の勉強を始めたそうです。

ちょっと変わった経歴ですよね。それはさておき、彼が行った実験です。

被験者を「自分は幸運に恵まれている」と思っているグループと「自分はついていない」と思っているグループに分けます。そして被験者たちに、「新聞に載っている写真の枚数を数えてください」と指示します。その後、ワイズマンは被験者に、写真は何枚載っていましたかと尋ねました。

ただし、この実験には、被験者たちには知らせていないもう一つ仕掛けがありました。実は、彼は、この紙面の中央に、ある文章を隠しておいたのです。紙面半分くらいの大きさで、「実験担当者にこの記事を見たと言えば、あなたは100ポンド獲得します」と書かれていました。

おもしろいことに、というか、かわいそうなことに、「自分はついていない」と思っている被験者たちは、写真を数えるのに一生懸命で、その文章に気づかない人が多かったのです。では、「自分は幸運に恵まれている」と思ったグループは、というと、お察しの通り、多くの人がちゃんとその文章に気づいたのです。

つまり、「自分は運がいい」と思っているとチャンスに気づきやすく、「自分はついていない」と思っているとチャンスを見逃しやすいというわけです。これは、自分は運がいいと思っている人は、リラックスしているため、全体を見通しやすいからではないかと考えられています。ワイズマンは、「楽観的な人は、前向きでエネルギッシュで、新たな機会や経験にオープンである。いっぽう、運が悪い人は、控えめで頼りなく、心配そうな反応をし、目の前にあるチャンスを見つけて活かそうとしないようだ」とも言っています。

１－４　自分による自分のコントロール

〈左前頭前野が十分に働いていなかったら〉

左前頭前野は、思考したり、計画を練ったり、戦略を立てたりするのに重要な場所です。前頭前野がしっかり機能していない状態というのは、子どもを想像してもらうと分かりやすいかもしれません。

というのも子どものうちは、まだ前頭葉が十分には発達していないのです。そのため、子どもは世間の常識や既存の概念にとらわれることなく、驚くような創造性を発揮し、大人には到底考えつかないような発想や行動をします。その代わり理性よりも感情が優先し、あちらこちらに注意が移ってしまいます。

実際、私たち人間の前頭葉が発達し始めるのは、生後6カ月からだとされています。1歳ごろになるとこの前頭葉の発達によって、感情を司っている辺縁系の衝動を少しずつコントロールできるようになってきます。そのため、おもちゃを2つ見た場合でもどちらか1つを選ぶことができるようになるとされています。ただ、この前頭葉が完全に発達するにはかなり時間がかかります。

脳の神経細胞は突起を伸ばし、それでお互いに情報をやり取りしています。そして、その神経細胞の突起には、それを包む髄鞘《ずいしょう》と呼ばれる鞘があります。髄鞘は情報を素早く伝えるのにとても重要です。ようするに髄鞘があるのとないのとでは、情報の伝わる速度が全く違うのです。この髄鞘ですが、前頭葉で完成するのは成人してからと、脳の中でもっとも完成が遅い領域でもあります。

そのため、前頭葉の髄鞘が完成していない子どものうちは、理性を司る前頭葉から感情を司る辺縁系に指令を伝えるのに時間がかかります。なので、青少年というのは、大人よりも感情に左右されやすく、衝動的に行動しやすいのです。

だから、小学生くらいの子どもが自己中心的で、感情をコントロールできないのはごく普通のことです。その時期の子どもに「怒っちゃだめよ」「泣くんじゃない」「我慢しなさい」と、感情を抑えるようなことを言っても、どだい難しいわけです。

確かに、そういうふうに子どもに言うことで、自分で感情をコントロールできるようにはなるかもしれません。しかし、それは「親から怒られる」という不快な状況から逃れるために無理をして演じているのではないかといわれています。つまり、本当に理性の部分で抑えているのではないということです。

このような未成年者の前頭葉の特性を考慮することで、ネットいじめをなくす試みがなされています。アメリカのコロラド州に住む14歳のトリーシャ・ブラブさんが、未成年者の９割から侮辱的投稿をなくす新しい「Ｒｅｔｈｉｎｋ」というシステムを開発し、グーグルサイエンス展覧会のグローバルファイナリストになり、アメリカ暫定特許権を取得しました。そもそものきっかけは、帰宅した彼女が耳にしたニュースです。それは、フロリダに住む13歳の女の子が、ＳＮＳを通じたいじめを苦に自宅近くの給水塔から飛び降り自殺をしたというものでした。

最近は、こういったＳＮＳを使ったいじめが増えています。アメリカ国内では、若者の52％がネット上でいじめられた経験を持っています。残念ながら、日本でも状況は同じです。彼女はこの未成年者の脳の特性に注目しました。前頭葉がしっかり発達していない未成年者では、いろいろ考える前に衝動的に行動しやすいため、12～18歳では、19歳以上の人たちとくらべ、４倍も侮辱的な言葉を投稿しやすいことが分かりました。

そのことから、投稿する前にいったん立ち止まって、もう一回考えてもらうためのシステムを考案したのです。具体的には、「本当に投稿しますか？」の警告文を出すようにしました。警告文を出した場合と出さなかった場合でどう違うのか、1500件ものデータを比べたところ、警告文を表示した場合、93％もの人が侮辱的コメントを取りやめたそうです。

つまり、それがどういう意味を持つのかということを考える前に、一瞬の感情で衝動的に行動してしまっているということです。被害者にとってはたまったものではありませんが、出来心なのです。未成年者は、成人よりも被害者になる可能性も加害者になる可能性も高いということでもあるのかもしれません。衝動的な行動に走る前に考える時間を与えることで被害者を救うだけではなく、加害者となりその後ずっと悩む子どもたちをも救う手段になるでしょう。

いっぽう、子どもは、大人には考えつかないような常識にとらわれない豊かな発想もします。実は、大人でも感受性が強く、感情の起伏があり、笑ったと思ったらすぐに怒りだすような人は、創造性が豊かで、芸術的に優れていたり、すばらしいアイデアを出したりするともいわれています。左前頭前野による規制が強くないため、無意識に自分に制限をかけることなくいろんな発想が浮かんでいるわけです。

ワシントン大学のクリスティーナ・ティン・フォン博士が102名の大学生を対象に行った実験です[15]。まず被験者を4つのグループに分け、グループによって違う過去の体験を思い出してもらいます。1つ目のグループは、感情の変化が生じなかった体験を、2つ目のグループは幸せに満ちあふれた出来事を、3つ目のグループは悲しみに浸っていたときのことを、そして4つ目のグループは、感情の浮き沈みがあった体験を思い出してもらいました。

その後、感情の状態を調べると、思い出してもらった体験と同じような感情となる傾向がありました。

そこでＲＡＴという創造性を調べるテストを使って、感情と創造性の関係を調べました。すると、４つ目のグループで感情の浮き沈みが維持されていた人では創造性が高かったのです。

もしかすると、感情の浮き沈みを経験しているときには、左の前頭葉の規制から逃れられるのかもしれません。実際、経頭蓋刺激法《けいずがいしげきほう》を用いて、前頭葉の機能を抑えると、創造性が高まるということも分かっています。

〈左前頭前野が働きすぎていたら〉

では、逆に左前頭前野が働きすぎていたらどうなるでしょうか。

理性的で一貫性のある行動はとれるかもしれませんが、なかなか頭の固い融通の利かない人になってしまうかもしれません。先ほど述べたように、私たちは注意を向けていないことには驚くほど気づいていません。特に左脳をフル回転しているときには、言語野のある左脳の声が大きすぎて右脳でキャッチしている情報をつかみにくくなります。

一生懸命考えていても思いつかなかったことが、眠った後や歩いているとき、ぼーっとしているとき、瞑想しているときにひらめいたという経験がある方もいると思います。それは、そういうときには、ふだんは懸命に働いている左の前頭前野が少しお休みしているからかもしれません。

睡眠とひらめきに関して、ドイツのリューベック大学のワグナー博士らが行った実験があります。[16]

被験者を3つのグループに分けます。そして、同じ難しい数列の穴埋め問題をしてもらいます。

1つ目のグループは、午前に問題を見ます。昼間がんばって考えてもらって、8時間後の夕方に解答します。

2つ目のグループは、夜寝る前に問題を見ます。そして、8時間ゆっくり眠ってもらい、次の日の朝、起きてすぐに解答します。

3つ目のグループは、夜に問題を見ます。そして、そこから一睡もせずに徹夜で考えてもらい、8時間後に解答します。

結果はどうだったと思いますか？

なぜか、2つ目の睡眠をとったグループがもっとも正解率が高かったのです。他の2つのグループが正解率20％台だったのに対し、しっかり眠ったグループはなんと正解率60％だったそうです。寝てただけなのに…。

徹夜したグループの人たちがかわいそうになってきます。もちろん、もともと睡眠をとったグループの人たちの頭が良かったとかそういうことはありません。人は眠りの中で思考や記憶など脳の情報整理を行っています。特に眠りについて最初の4時間の深い眠りの中で創造性や問題解決能力が高まるそうです。

他にも最近、瞑想中や歩行中など安静状態のときにだけ働く「デフォルト・モード・ネットワーク」という機能が前頭前野内に存在することが分かり、注目が集まっています。何も考えずにぼーっとしていることでこの機能が働き、情緒面や思考面で人間の中身を豊かにしてくれるのです。

ちょっと信じられないかもしれませんが、実は「仕事ができる人ほどダラダラしている」という説もあります。現代の生活はどうしても日々のするべきことに追われ、ぼーっとする時間が取りにくくなっています。しかし、このぼーっとする時間が実は大切なのです。ぼーっとしているときに脳の機能を調べるfMRIを撮ると「デフォルト・モード・ネットワーク」が活性化し、ネットワーク内の血液量が増加することが分かっています。それによって、より多くの酸素が運ばれ、ブドウ糖の消費が増え、代謝活動が盛んになります。そして、脳のいろいろな領域の活動が連携し始めるのです。

そして現代社会では、このデフォルト・モード・ネットワークを妨げるもう一つの問題があります。それが、「インターネット依存」です。インターネット依存は、このデフォルト・モード・ネットワークを乱してしまうとされています。

1-5　脳のメモ帳、ワーキングメモリー

私たちが情報をどれくらい処理できるかには、個人差があります。この情報を処理する能力が、前頭前野が強く関与するワーキングメモリー（作業記憶）と呼ばれるものにあたります。これは、「ちょっとだけ覚えておく」記憶のことで、「脳のメモ帳」とも呼ばれ、私たちが日常生活を送る上で大切な働きをしています。

前頭前野の諸機能とそれを修飾する上行性投射

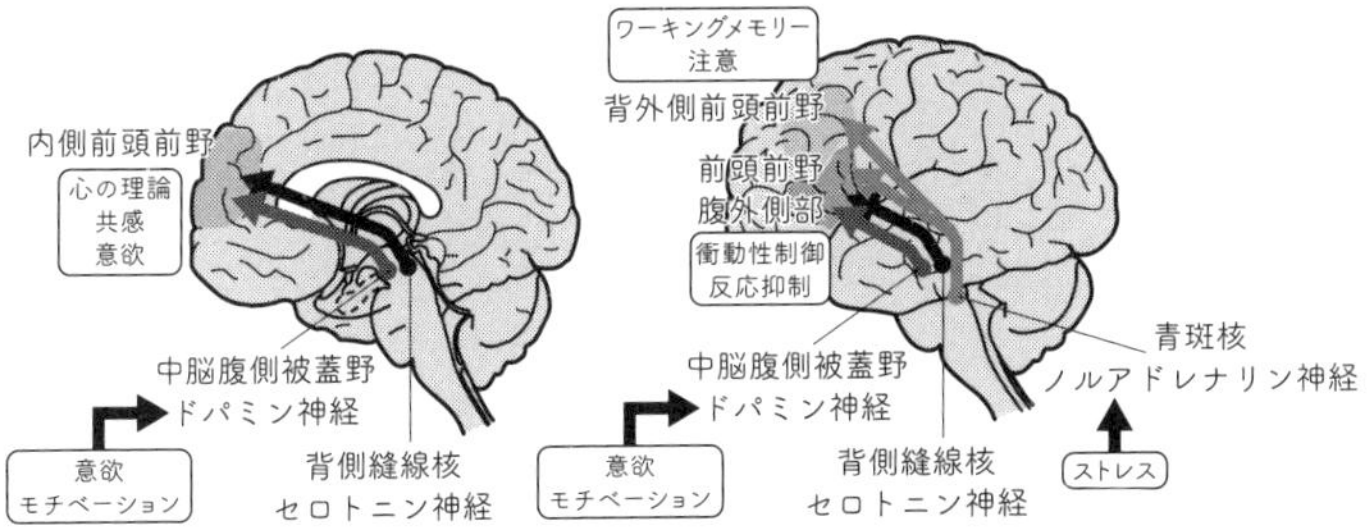

短期記憶との違いは、「同時に複数の情報を処理するときに働き、1つの情報を忘れないように持ち続けながら、別の情報の処理も行う」ということです。情報を集めて総合的に処理する作業台のようなものともいわれています。この機能があるおかげで、「相手に聞かれた質問を覚えておいて質問に答える」、「本を読んでいるときに登場人物や前のページの場面を覚えていて話の内容を理解する」、ということができるわけです。

ワーキングメモリーの容量が少ないと処理できる情報の量は少なくなります。処理する情報の量がワーキングメモリーの容量を超えるとちょっとしたことでミスをしたり、忘れっぽくなったり、怒りっぽくなったりします。たとえば、「鍋を火にかけていたら、電話がかかってきて、火を消し忘れた」「買い物中に話しかけられ、何を買うのか忘れてしまった」というのがそうです。たとえ、ワーキングメモリーの容量が充分にあっても、抱える情報量が多すぎた場合にも同じことが起こります。

実際、ワーキングメモリーの容量が大きいと右脳の声を聞きやすくなるのか、創造性が高くなるということが分かっています。

テキサス大学の心理学者のアート・マークマン博士がチェロ奏者に対して行った実験です。[17]
即興で演奏するという創造的な能力とワーキングメモリーの関係について調べています。最初に、全ての被験者に対してワーキングメモリーの容量を測定します。それから、あるテーマ（春や冬など）に沿って、被験者に3分間の即興の演奏を3回してもらいました。即興の演奏はスタジオで録音され、プロの音楽家にオリジナリティや創造性の評価をしてもらいました。

結果はというと、初回の演奏の創造性に関しては、ワーキングメモリーの容量との間に関係性は認められず、違いがありませんでした。ところが、ワーキングメモリーの容量の大きな人の演奏は、回数を重ねるごとにだんだんとすばらしいものになっていきました。いっぽう、ワーキングメモリーの容量の小さい人の演奏はというと、だんだんとひどくなってしまったのです。ワーキングメモリーの容量の違いによって、回数を重ねるごとにすばらしくなっていくのか、それとも逆にひどくなっていくのかが変わってしまったのです。

人は何か新しいアイデアを考えようとするときには、だいたいいつも似たようなものから考え始めるとされています。
ワーキングメモリーの容量の小さい人は、右脳の声を聞く心の余裕がないため、同じような考えに固執してしまい、そこから離れることができません。いっぽう、ワーキングメモリーの容量が大きい人は、右脳の声に耳を傾け、広い視野でものごとを見ることができ、新しいアイデアが浮かぶのではないかとされています。このことが演奏を繰り返すごとにすばらしいものになっていくのか、

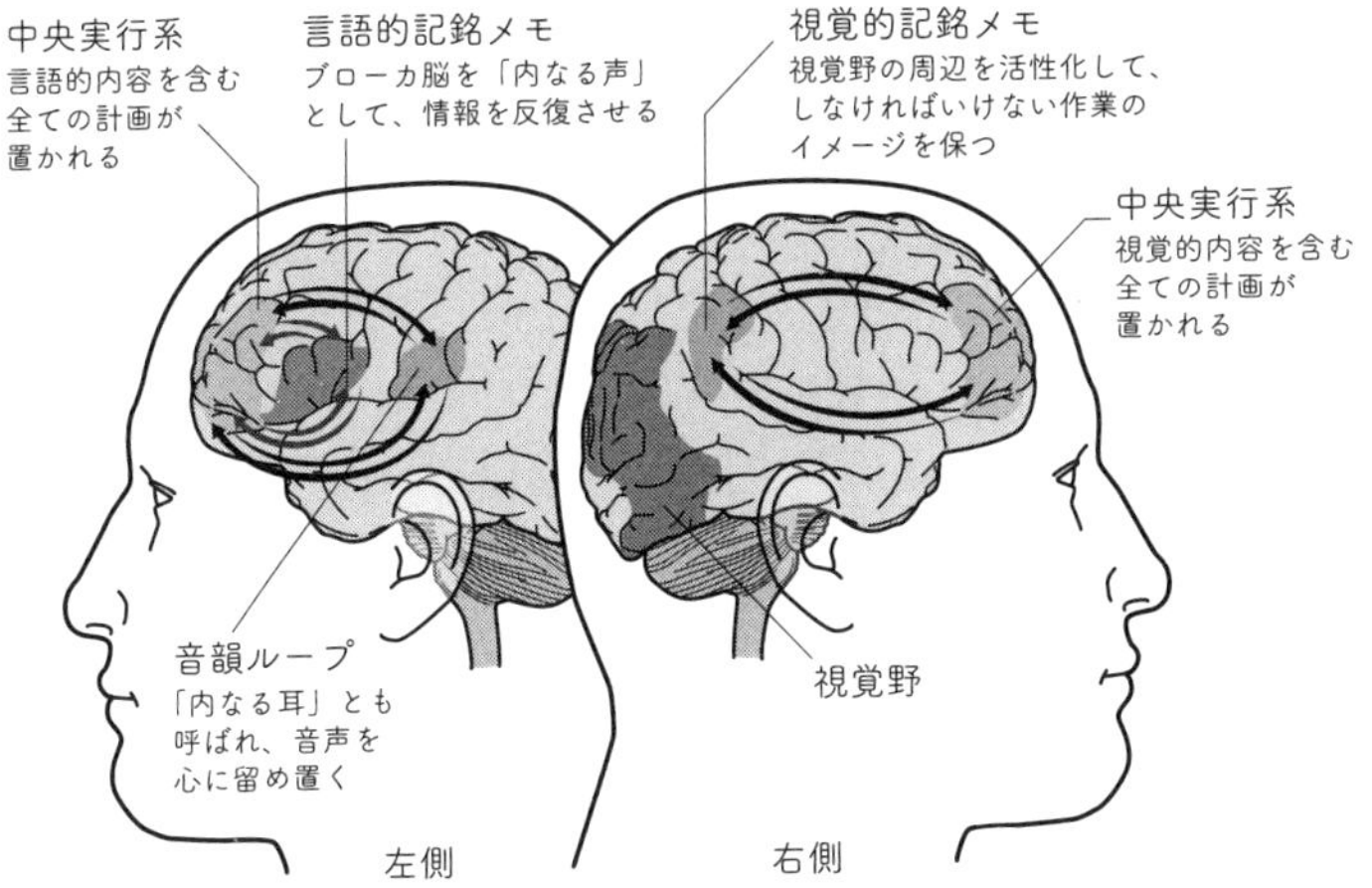
中央実行系
言語的内容を含む
全ての計画が
置かれる
言語的記銘メモ
ブローカ脳を「内なる声」
として、情報を反復させる
視覚的記銘メモ
視覚野の周辺を活性化して、
しなければいけない作業の
イメージを保つ
中央実行系
視覚的内容を含む
全ての計画が
置かれる
音韻ループ
「内なる耳」とも
呼ばれ、音声を
心に留め置く
視覚野
左側
右側

作業記憶
前頭葉の一部である中央実行系は、行動計画を保持する一方で、その他の脳領域から必要事項を寄せ集める。ここには２つの神経ループが存在し、それぞれ視覚データと言語を担う。これらは脳内のメモ帳として働き、次の作業のために消去されるまで一時的にデータを置く場所として用いられている

ひどいものになっていくのかの差なのかもしれません。これは、おそらく他の分野においても同じことでしょう。

それはさておき、ワーキングメモリーという概念を最初に提唱したのは、イギリスのアラン・バッドリーです。

ワーキングメモリーは、言語的短期記憶（音《おん》韻《いん》ループ）、視空間的短期記憶（視空間スケッチパッド）、中央実行系の3つで構成されています。言語的短期記憶は音声で表現される情報、たとえば数、単語、文章などを持ち続けます。それに対して、視空間的短期記憶は視空間情報、たとえばイメージ、絵、位置情報などを持ち続けます。そして、中央実行系は、注意の制御や処理資源の配分といった高次の認知活動を司ります。

注意の制御や処理資源の配分というのは、お

しゃれなカフェで紅茶をいただきながら本を読むといったときに、カフェの状況やティーカップ、本、と注意を向ける対象を移動させながら、途中で入ってくる紅茶の温かさや漂う香りといった感覚情報にもワーキングメモリーで処理する容量を分配するといったことです。それがうまくできないと、読んでいる本の内容が分からなくなったり、カフェの雰囲気を味わえなかったり、本に紅茶をこぼしたりということが起きるわけです。

このワーキングメモリーに重要な役割を果たしているのが、前頭連合野、特に背外側部です。もっと具体的にいうと、その中にある前部帯状回、背外側前頭前野、上部頭頂小葉という3カ所がこのワーキングメモリーの要になります。

ちなみに、上部頭頂小葉は注意の切り替えを担い、背外側前頭前野は注意を対象に向け続けることに働きます。そして、前部帯状回は、注意を向けるべき対象をうまくキャッチしてそうでない対象を「抑制する」働きを持っています。

ワーキングメモリーが低下すると「何かをしようとしてリビングに来たけれど、何だったか忘れた」「話をしている際中に、何を話そうと思っていたか忘れてしまう」ということが起きるため、記憶力が低下したと感じます。

しかし、ワーキングメモリーが低下している状態というのは、記憶力自体が落ちているのではなく、「注意の移動」がうまくできていない状態です。つまり、覚えなくてもいい対象に注意が向いてしまい、肝心の覚えるべき対象に注意が向かないということです。注意が散漫になっていて、あれこれやっても頭に入ってこないのです。

そして、このワーキングメモリーにドーパミン、セロトニン、ノルアドレナリンなどといった神経伝達物質が関係しています。たとえば、セロトニンが低下するようなうつ病では一時的にワーキングメモリーが低下し、本人としては「記憶力が悪くなった」と感じます。

他にもドーパミンとノルアドレナリンの働きを邪魔する物質を投与するとワーキングメモリーが低下し、ドーパミンを補給すると改善するといわれています。ただし、ドーパミンが多すぎてもいけないようで、バランスが大切といえます。

実は、このワーキングメモリー、感情にも影響を与えています。というのも、ワーキングメモリーが低下すると理由もなく怒りっぽくなってしまうのです。また、ワーキングメモリーが低下していなくても、あれこれとたくさんやることがあって、いっぱいいっぱいの状態にさらに負荷をかけても同じことです。ワーキングメモリーが容量オーバーになり、前頭葉が悲鳴をあげて、感情的な爆発が起こってしまうというわけです。

〈情報量が多すぎたら〉

現代社会は情報にあふれています。ふだん何気なく生活しているだけでワーキングメモリーの容量を超える情報量が入ってきます。街を歩けば、道路標識、案内板、建物の壁には広告やポスター、店のショーウィンドウ。最近では、電車に乗っているときも、さらには歩いているときでさえスマートフォンから情報収集をしている人もいます。

つまり、普通に過ごしていても情報量が多すぎて容量オーバーになりやすいということです。

そのためか、最近、アメリカでは、ネットと常につながっている状況から抜け出し、「オフライン」の休暇をとろうという「デジタルデトックス」というものが流行っているそうです。インターネットは、簡単に情報収集ができる便利なツールです。しかし、いっぽうでは、私たちが触れる情報量を増やし、その情報を処理することを難しくさせてしまう「過剰負荷環境」という状況を引き起こすとされています。

適度な量の情報は、脳を刺激し、脳を育てるためにも必要です。しかし、それがある一定のラインを越えて過剰になってしまっては逆効果です。私たちの脳は、処理できる範囲を超えた情報に触れると、その情報を処理するのをあきらめてしまうそうなのです。仕事がないとぼーっとしていて何も働かないけど、仕事がありすぎても「もう無理」って思って仕事放棄してしまうということです。これが、脳の機能を調べるｆＭＲＩでも確認されています。

テンプル大学神経意思決定センターのアンジェリカ・ディモカ博士が行った「組み合わせオークション」という、心理的にも過酷なものを使った実験です。[18]

被験者に、とまどうほどの多量の物件のセリに参加してもらいました。このセリでは、それぞれの物件は単独でも組み合わせても購入できます。当然、購入する数が増え、組み合わせが複雑になってくれれば情報量も増えます。そのときの脳の働きを調べました。

その結果は、情報量が増えると意思決定と感情抑制に関係する背外側前頭前野が活性化することが分かりました。情報を処理しようと脳が一生懸命働き始めたということです。ところが、情報量がさらに増えると脳はその作業を中止してしまいました。仕事放棄です。そして、そのとき彼らはというと、当然セリに対しての判断力は低下していました。それだけではなく、感情も乱れ始めていたそうです。

この実験の結果が示しているのは、自分が処理できる範囲を超えた情報にさらされるということは、単にその情報に振り回されて、適切な判断ができなくなるという問題だけにはとどまらないということです。というのも、多くの情報を全て処理しようとすると、膨大なエネルギーが必要になってきます。そのため、自分の人生に重要なものにそそぐエネルギーが枯渇してしまいます。他の人たちに心の余裕を持って接することもできなくなり、家庭・仕事・趣味などにも影響が出て、ストレスを抱えることになってしまうのです。

では、実際に「過剰負荷環境」に陥ると人はどうなるのでしょうか。

20世紀のもっとも重要な心理学者の一人といわれているミルグラムは以下のように述べています。

- それぞれの刺激に対処する時間を短くする（人に何か尋ねられても必要最低限の接触にする）
- 重要でない刺激は無視する
- 他人に責任転嫁する（困っている人を見ても他の人が助けるだろうと無視する）

・他人と接触せずに仲介機関を利用する

これらの性質は、情報量が多すぎて前頭葉がオーバーワークとなった結果、前頭葉の働きが鈍った状態になって生じているのです。

ときには、情報から離れて生活してみるのもいいかもしれません。

1-6　内省するデフォルト・モード・ネットワーク

私たちの脳は、ぼーっとしている間も実はしっかりと働いています。以前は、本を読んだり、話をしたりといった意識的な活動をしているときにだけ脳が働いているのではないかと考えられていました。しかし、2001年に、安静状態のときにしか働けない機能というものがあり、重要な働きをしているということが分かってきました。

安静時にみられることから、あらかじめ脳に設定されている基本的な活動という意味で「デフォルト脳活動」と名付けられました。この脳活動は、比較的共通したパターンを示すことから脳内でネットワークを形成していると考えられ、「デフォルト・モード・ネットワーク」と呼ばれています。[19]

私たちが目標を持って何かしているときや、課題を達成しようと活動しているときには、この「デフォルト・モード・ネットワーク」の神経細胞は、おとなしくしていて活動していません。しかし、いったん私たちがいろいろと考えることをやめ、脳が安静状態に入ると、活動を始めます。

うるさいハエや外の刺激に対し、意識的に反応しているときに消費されるエネルギーの約20倍もこの活動に費やしているともいわれています。

この働きを担っているのが、内側前頭前野や前部帯状皮質、頭頂葉にある後部帯状皮質、楔前部、下頭頂小葉などであるとされています。楔前部は頭頂葉内側面の後ろ側に、下頭頂小葉は頭頂葉外側面の下方にあります。[20]

そして、おもしろいことに、これらの部位というのが内的な思考のときに活動する脳の領域とよく一致しています。また、他者の心を推し量る〝こころの理論〟を担う社会脳とも、その活動領域が大きく重なっています。

では、実際にこの「デフォルト・モード・ネットワーク」の神経細胞が活動しているとき、私たちの脳は何をしているのでしょうか？

健康な個体では、脳が何もしていないという状態は存在しないといわれています。自分の外にある環境に注意を払っていない状態のときには、脳は自分の内側の環境に対して何か異変はないかと常に見守っています。自分を振り返ったり、反省をしたり、将来を考えたりしているのです。何もしていないようで実は知らないうちに、一人反省会をして将来に思いをはせているのです。つまり、思考を離れぼーっとすることが、情緒面や思考面で人間の中身を豊かにしてくれるのでしょう。

それ以外にも創造的な思考を持つことや、信念や欲望などの人間的な精神状態を形成すること、自己を何かに投影して考えることにも働いています。

無意識に社会の在り方を認識しておくための役割を担っているのではないかとも考えられています。

実は、このデフォルト・モード・ネットワークは認知機能にも関わっていると考えられています。この機能がうまく働くことで、記憶が整理され、すばらしいアイデアを生み出すことが可能になるとされています。そのせいか、新しいことを記憶できなくなってくるアルツハイマー病の人では、早期からこの機能が低下していることが分かっています。実際、アルツハイマー病の人の脳血流を調べると、このデフォルト・モード・ネットワークと同じ部位では記憶に関係する海馬の萎縮が目立たないごく早い段階から血流の低下、つまりは活動性の低下がみられています。

最近、デフォルト・モード・ネットワークと精神疾患との関係にも注目が集まり、研究が進んできています。

たとえば、統合失調症では、デフォルト・モード・ネットワークから他のモードへの切り替えが悪く、デフォルト・モード・ネットワークが働きすぎているということが分かっています。そして、この切り替えの悪さが原因となって、ワーキングメモリーや認知機能が低下すると考えられています。他にもネットワークの過剰接続によって、幻聴や妄想をきたすのではないかとされています。

また、うつ病の場合は、デフォルト・モード・ネットワークの活動が過剰になっていることが分かっています。そのため、過去の失敗や、将来どのようにやっていこうかとネガティブな方向によくよ考えてしまうということを、無意識のうちにやってしまっているとされています。

他にも、自閉症スペクトラムでは、デフォルト・モード・ネットワーク間の連携が弱いことが分かっています。

では、どういうときにこのデフォルト・モード・ネットワークが働くのでしょうか。たとえば、好きな音楽を聴いているときには、ジャンルにかかわらず活性化するとされています。[21]

そして、このデフォルト・モード・ネットワークとの関係で注目を浴びているのが瞑想です。瞑想に慣れた人と初心者の脳の活動状態を調べると、どのような瞑想方法であっても慣れた人の場合、安静状態となりデフォルト・モード・ネットワークの活動が開始され、ものごとに集中するような働きがみられたそうです。

ちなみに、不思議に聞こえるかもしれませんが、瞑想熟達者ではデフォルト・モード・ネットワークの活動が低下するようです。

脳の安静状態であるにもかかわらず、通常なら相反するはずの「今ここにある」という感覚を持てるのです。これは、帯状回後部に加え、帯状回前部の背側部と前頭前野背外側部に新たなネットワーク形成しているためとされています。

デフォルト・モード・ネットワークは、まだまだ分かっていないことも多いのが実情です。ワーキングメモリーを使う課題を行っているときには、活動性が低下する傾向があることから、当初は限られた脳内の処理資源をワーキングメモリーとデフォルト・モード・ネットワークで取り合っているからではないかと考えられていました。ただ課題によっては互いが協調して働くことがあり、単に取り合っているわけではなさそうだということが分かってきています。

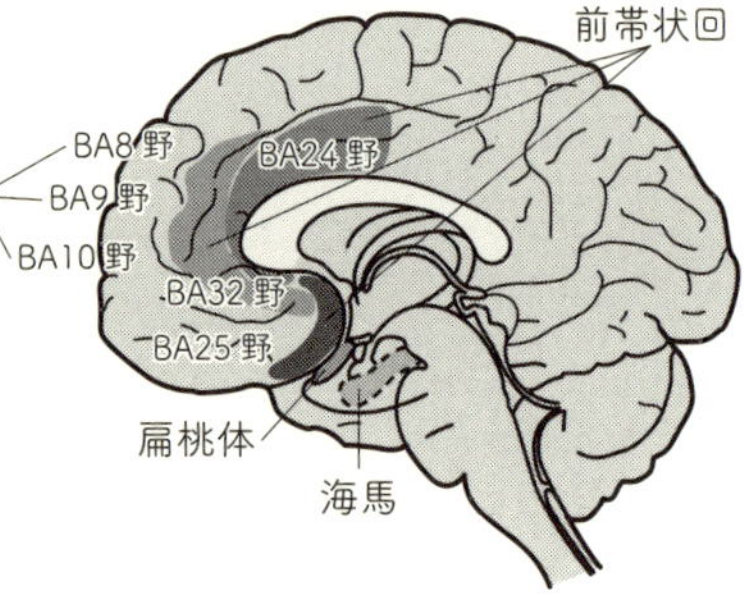

1-7　自己モニタリング：前頭前野内側

脳の前方にある前頭前野内側と呼ばれる場所は、自己モニタリングに関係している場所とされています。この場所は、性格を表わす形容詞、たとえば、「優しい」「親切な」「怒りっぽい」といった言葉を提示したとき、それが自分に当てはまるかどうかを判断するという自己評価課題で活性化します。つまり、自分がどういう人かということを評価しているのです。

また、この場所は、他の人から自分の名前を呼ばれたり、見つめられたりしても活性化するということが分かっています。つまり、他人が自分のことを意識していると感じたときにも活動するということです。

よく初対面の相手と関係を築く方法として、「相手の名前を憶えてすぐに名前で呼ぶ」ことで相手の記憶に残りやすくなり効果的であるということがいわれています。これは、自分の名前を呼ばれたときにこの前頭前野内側が活動し、相手のことをより意識するようになるからかもしれません。もちろん、相手がすぐに自分の名前を憶えて呼んでくれるとなると、自分を大切に扱ってくれていると感じやすく、自己承認欲求も満たされるという側面もあると思います。ジブリの映画「千と千尋の神隠し」では、名前はその人のアイデンティティそのものとして描かれていますが、自分の名

社会脳のネットワーク：社会脳に関する各種の課題で賦活される領域

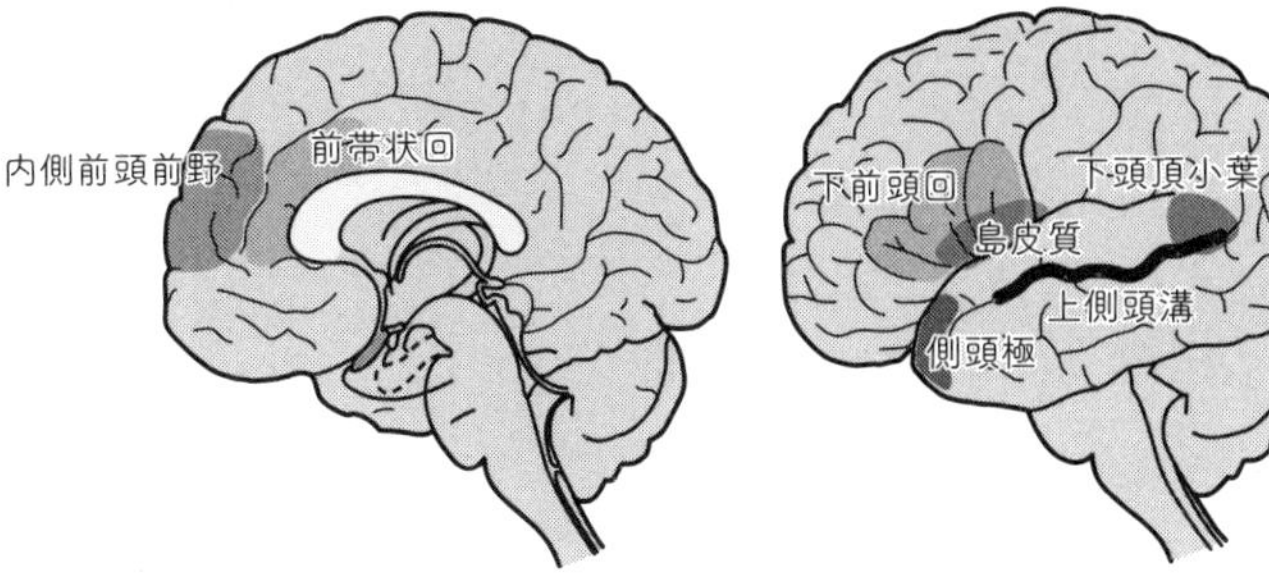

前には自分という存在にとって何か特別なものがあるのかもしれません。

前頭前野内側は、他の人に自分がどう映っているのかという「客観的自己像」を意識するときに働いています。これは、単に外見などの見た目の印象だけの話ではなく、性格や能力に関して当てはまります。他の人たちや世間の様子をうかがい、自分と比較しているわけです。

多くの人には、「自分はこうありたい」という「理想の自己像」というものがあります。そして、現在の自分自身や「客観的自己像」をその「理想の自己像」に近づけたいと思っています。そのために、ダイエットしたり、いろいろと習い事をしたりと自分磨きをするわけです。「あんまりそういうことはしていないかも」と思うかもしれませんが、ちょっと辛いことがあっても人には笑顔で接したり、外出するときには身だしなみを整えたりすることも同じようなことです。

他人の目を意識することは、自分を成長させることにつながるいっぽうで、羞恥心や罪悪感といったネガティブな感情を引き起こすことにもなります。私たちが持っている「理想の自己像」というのは、両親や友人、社会によって「こうあるべき」ということを学習し、作られたものです。その「理想の自己像」と現実の自分とのギャップが、羞恥心や罪悪感といったネガティブな気持ちを生み出すのです。そして、「こうあるべき」という思いがあまりに強すぎると、本当に自分のやりたいことが分からなくなったり、やりたいことへの一歩が踏み出せない原因にもなってきてしまいます。

さらにこの働きは、自分と比べて相手が優れていると思った場合に、羨ましいという気持ちをもたらします。残念なことにときとしてそれは、羨ましいと思っている相手が不幸になったときに喜びを感じることにつながるようです。

京都大学の高橋英彦博士らが行った実験です。[22] 平均22歳の男女19人を対象に行っています。被験者に昔の同窓生たちが社会的に成功して羨ましい生活を送っているシーンを想像してもらいます。すると、不安の気持ちに関係する前帯状皮質という場所が活動します。他人の成功を想像すると、なんとなく嫌な感じがするということです。

そこで、今度は「その羨むべき同窓生が、不慮の事故や相方の浮気などで不幸に陥った」ことを想像してもらいます。すると、前帯状皮質は活動しなくなり、代わりに快感に関係する側坐核が活動を始めたそうです。脳の働きからみても羨ましいと思っている相手が不幸になると喜びを感じてしまったということです。

芸能人のゴシップをネタにした週刊誌が売れるのも、そういう人間の心理をついているのでしょうか。「他人の不幸は蜜の味」というのは、なんとなく寂しい感じもしますが、残念なことに私たちの脳はそのようにできているようです。肉体を持った人間である以上、多少相手を羨んだりねたんだりしてしまうのは、自然の摂理としてしょうがないのかもしれません。

このような働きがあるためか、前頭前野内側は快感や不快感といった情動を引き起こす扁桃体と、密接な線維連絡があることが分かっています。扁桃体が前頭前野内側を活性化し、前頭前野内側は扁桃体の働きを抑えるとされています。そうすることで、両者がバランスをとっているのです。

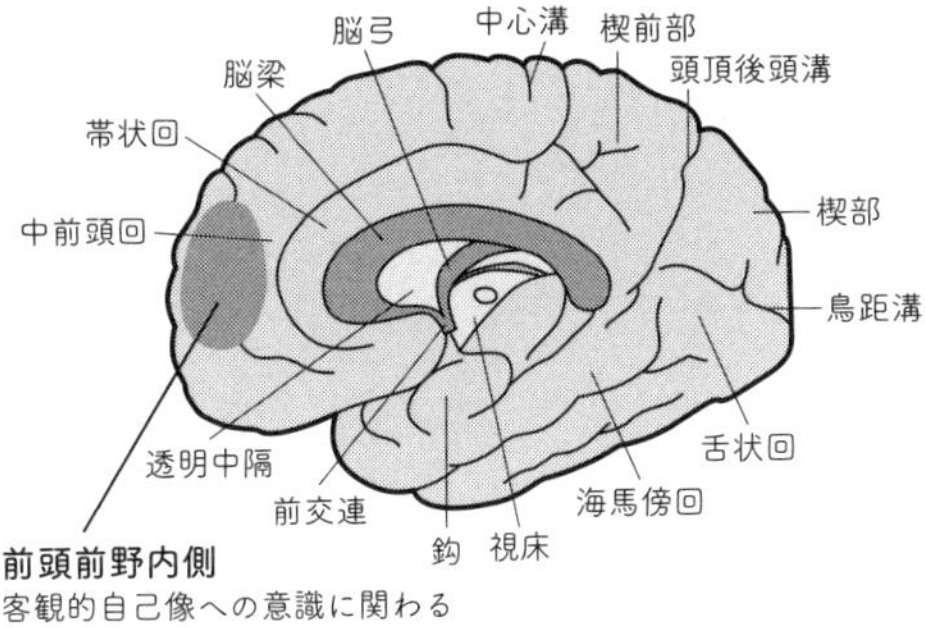

〈前頭前野内側が機能しなくなったら〉

前頭前野内側は、自己モニタリングに関わり、動機付けを行う場所であるため、ここが障害されると感情が平坦になったり、モチベーションがなくなったり、自発性が低下し活動をしなくなったりします。このもっとも重症な状態が無動無言と呼ばれる状態です。これは、前頭前野内側が左右ともに障害されたときに出現してきますが、この状態でも、睡眠と覚醒のリズムは存在しています。

覚醒しているときには目をあけ、一見すると意識があるように見えます。にもかかわらず、自発的な運動や言葉はみられません。食事を口に入れれば飲み込み、目で人や物を追うこともあります。さらに、手足の皮膚を強く刺激すると刺激した手足を屈曲させ、刺激から逃げようとしますが、これは逃避反射（屈曲反射）と呼ばれる単なる反射の一種にすぎないといわれています。

つまり、生命活動を維持するための機能は残ってはいるのだけれど、一切の社会活動が失われた状態ともいえるでしょう。

2　情報処理のしくみ

2-1　スムーズな運動のために

私たちの顔を含めた全身の筋肉を動かす指令を出しているのが、（第一次）運動野です。ここがうまく働いていることで手足を動かしたり、話したり、ものを食べたりすることが可能になります。運動野では、左の運動野が右半身の運動を、右の運動野が左半身の運動を司っています。これを交差性支配と呼びます。

運動野のすぐ後ろには、感覚野と呼ばれる場所があります。ここに入ってくる感覚の情報には、次の5つがあります。触覚と呼ばれる皮膚が何かに触れている感覚や痛み（痛覚）、熱いとか冷たいといった感覚（温度覚）や自分の関節がどの位置にあるのかを知る（位置覚）、振動を感じる振動覚です。感覚野も運動野と同様、左の感覚野が右半身の感覚を、右の感覚野が左半身の感覚を司って

機能領野

コルビニアン・ブロードマンによって最初に示された大脳皮質の顕微解剖学的地図。ブロードマンの脳地図とも呼ばれる。

●おおよその機能

身体の感覚（頭頂葉）
- 体性感覚野❶❷❸
- 頭頂連合野（上頭頂小葉）❼
- 後帯状回㉛
- 角回㊴　縁上回㊵
- 体性感覚連合野❺

視覚（後頭皮質と側頭皮質）
- 舌回⓲　下側頭回⓴
- 下後頭回⓳　中側頭回㉑
- 紡錘回⓳㊲　側頭極㊳

聴覚（側頭葉）
- 上側頭回㉒
- 側頭極㊳
- 一次聴覚野㊶㊷

情動（帯状回前部と眼窩回）
- 眼窩前頭皮質⓫⓬
- 前帯状回㉔㉕㉜㉝
- 側頭極㊳

運動（前頭葉）
- 一次運動野❹
- 補足運動野❻
- 前頭前野内側❽❾❿
- （前頭極❿）
- 背外側前頭前野㊻
- 眼窩前頭皮質の一部㊼
- 下前頭回弁蓋部㊹
- 下前頭回三角部㊺

味覚
- 一次味覚野㊸
- 島⓭

嗅覚（内側側頭皮質）㉘㉞

記憶（側頭葉内側、帯状回後部）
- 海馬傍回の一部㉓㉖㉗㉙㉚㉟㊱

視覚（後頭皮質と側頭皮質）
- 一次視覚野⓱　下側頭回⓴
- 二次視覚野⓲　中側頭回㉑
- 視覚連合野⓳　紡錘状回㊲
- 側頭極㊳

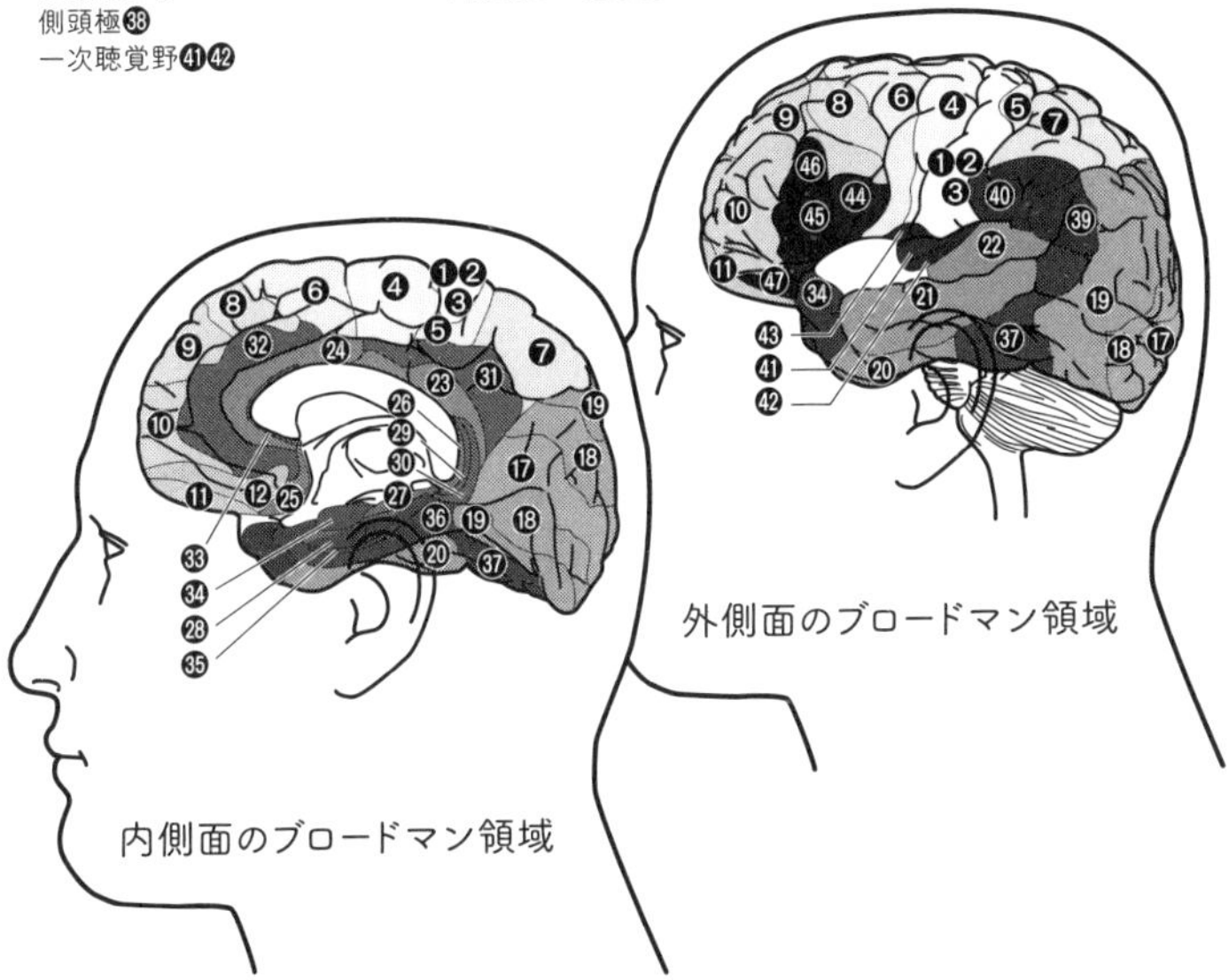

外側面のブロードマン領域

内側面のブロードマン領域

大脳皮質の4つの脳葉

この図は4つの脳葉と第一次感覚皮質、運動皮質、連合皮質の場所を示す。(a) 脳の底面から腹側を見た図。(b) 小脳と脳幹を取り除いた正中面。(c) 外側から見た図。

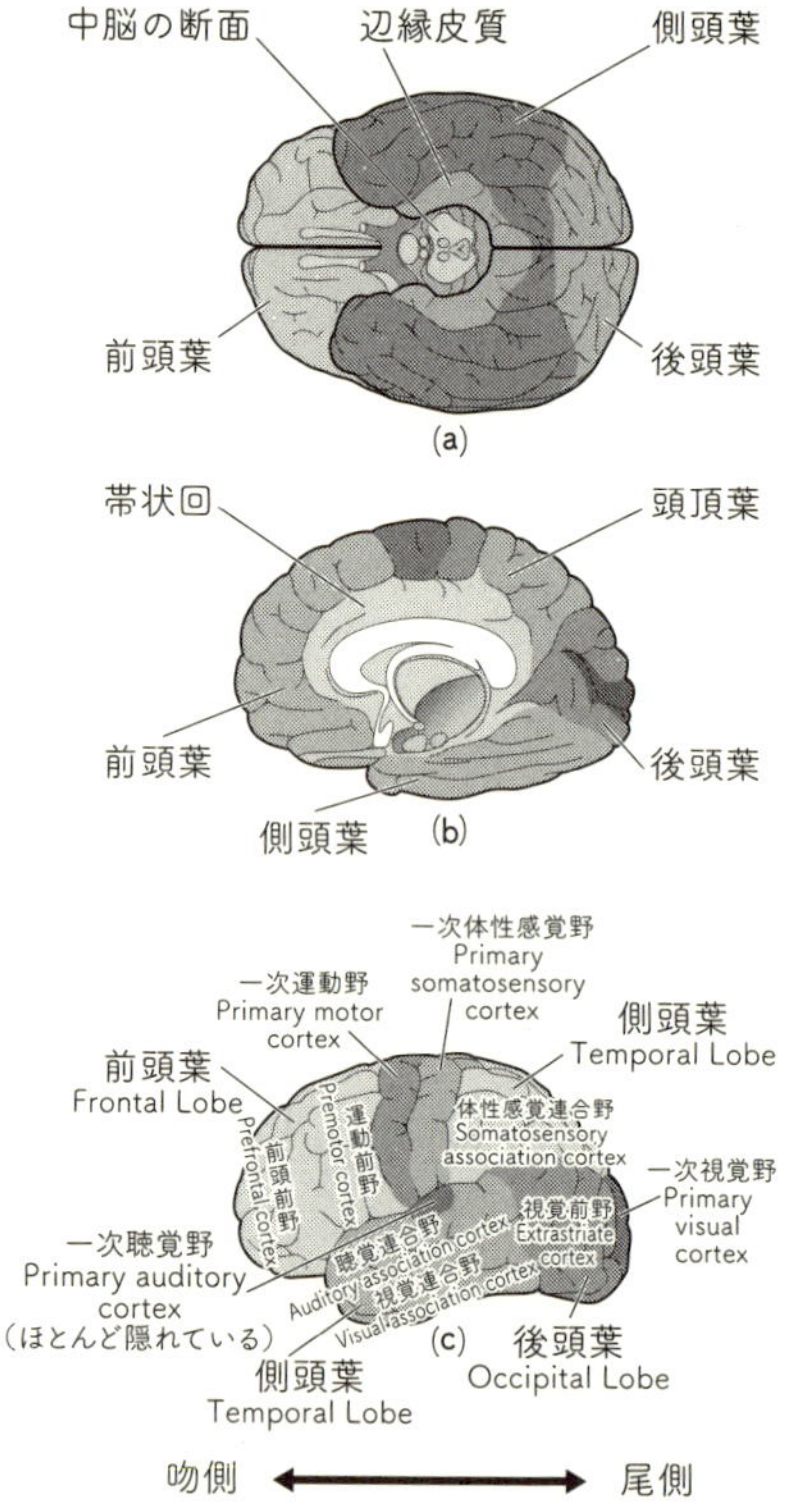

います。

そして、この運動野と感覚野の中で指、手、足などといったように担当する部位が決まっています。最初に運動野と感覚野と身体の対応関係を調べたのが、カナダの脳神経外科医ペンフィールドです。てんかんの患者を手術するときにその部位を決めるために、運動野や感覚野を電気刺激して、刺激した脳の部位が身体のどこに対応するのかを調べ、それをまとめたのが、次ページにある図です。このデータをもとに描かれた絵はホムンクルスと呼ばれ、ラテン語で小さな人を意味しています。

ペンフィールドがまとめた身体と脳の対応関係には2つの特徴があります。

1つ目の特徴として、運動野や感覚野では、日常生活でよく使う手の指、特に親指や口、舌の占める割合が実際の身体での割合よりも大きくなっています。そのため、運動野や感覚野の面積と身体の面積は1対1の関係ではなく、かなり歪んでいます。

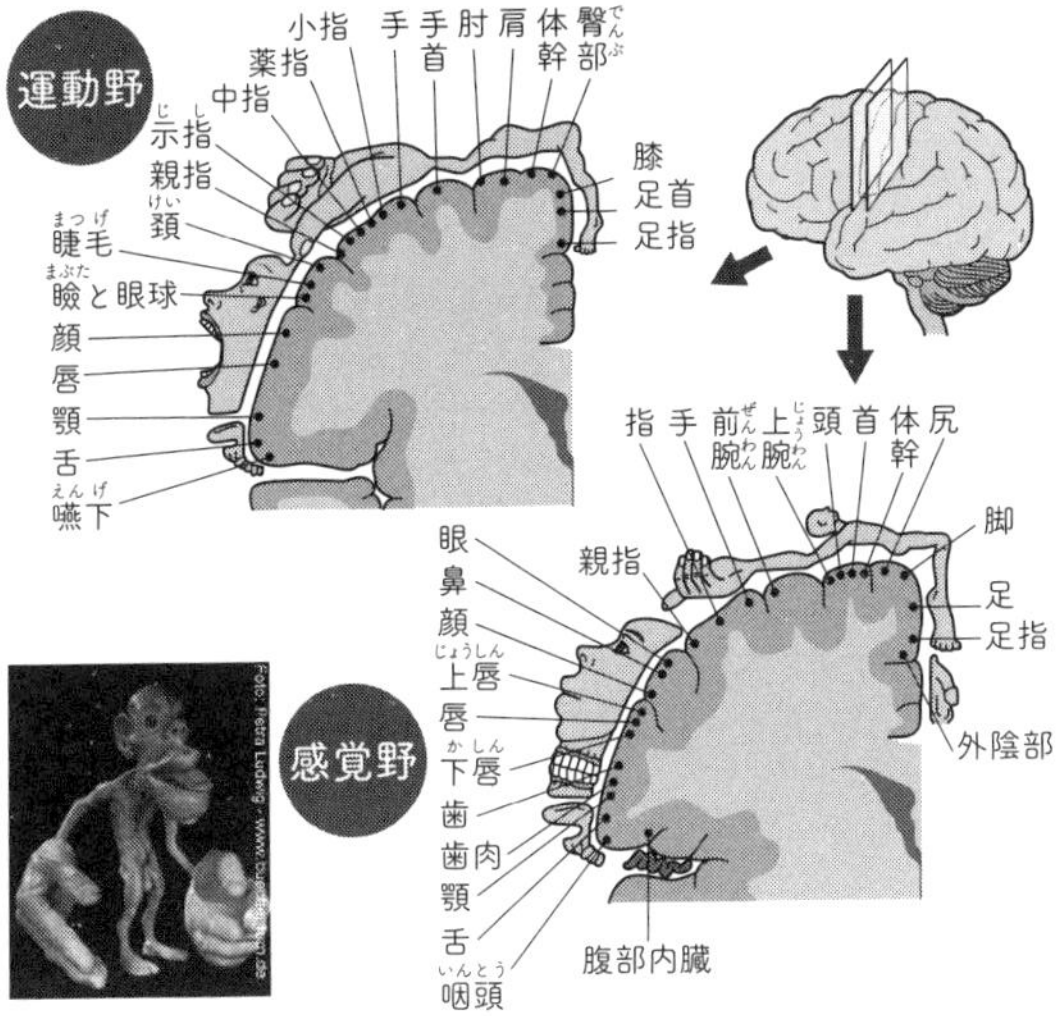

そして、もう1つの特徴が、身体において隣り合っている場所は、運動野と感覚野においても隣り合っていることです。例外的なのが、運動野では親指の隣が首に、感覚野では親指の隣が目になっているところでしょうか。

〈第一次運動野〉

前述したように、第一次運動野は、交差性に全身の筋肉へ指令を出し、身体を動かしています。具体的には、運動野から出された情報は、錐体路と呼ばれる経路を通って、反対側の脊髄の前角へと伝えられ、そこから末梢神経を通して筋肉へと伝えられていきます。そのため、左の運動野に障害があると右の手足が、右の運動野に障害があると左の手足がうまく動かなくなります。そのようなわけでここが障害されると日常生活は困難なものとなります。

足の麻痺の程度が軽いときには、装具をつけたり、杖やシルバーカー、歩行器、車いすなどを使って社会生活を営むことはできます。しかし、今まであった機能が失われたとなるとその状況に慣れ、社会生活を送るためには多大なる訓練が必要です。さらに、多くの社会資源が健常人であることを前提にできていることも社会活動を難しくしています。

小脳と大脳基底核での異なったタイプの学習

目標となる運動に近づこうとする「教師あり学習」には大脳ー小脳ループでのエラー算出が重要で、成功を増やしていこうとする「強化学習」には大脳ー基底核でのループでの報酬予測が重要である。
（Doya K. Complementary roles of basal ganglia and cerebellum in learning and motor control. Curr Opin Neurobiol 10:732-739,Review,2000.）

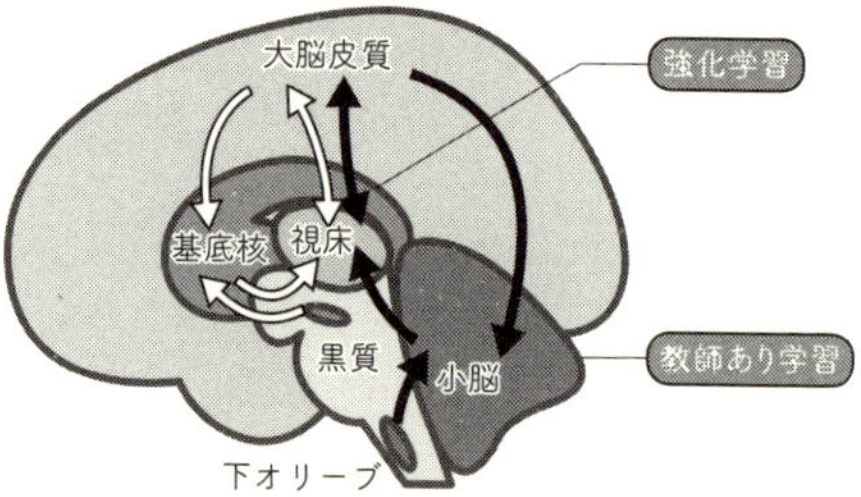

運動野が私たちの身体を動かす指令を出しているのですが、単独で働いているわけではありません。運動をスムーズに行うためには、大脳基底核や小脳の働きが重要になってきます。大脳基底核も小脳も運動を調整していますが、それぞれ別のルートを用いています。

大脳基底核は、大脳皮質で処理された情報が入ってくる場所で、特に補足運動野との連携が強いとされています。運動の適切性に関与し、結果の良しあしで報酬が決まる「強化学習」に関係しています（前頁図の白矢印）。「強化学習」では、より良い結果をもたらそうとして、運動様式を向上させていきます。たとえば、野球の遠投などでより効果的なフォームを学習することで、飛距離という報酬を最大限に獲得しようとします。

前述の小脳はリアルタイムに身体各部の位置覚、つまり今どういう姿勢をとっているのかという情報を得ることができ、特に運動前野との連携が強いとされています。運動の正確性に関係し、計画した運動と結果の運動を比較し、誤差を検出して、細かな制御の学習を図る「教師あり学習」に関係していきます（前頁図の黒矢印）。「教師あり学習」では、お手本と実際の運動との差を少なくしていきます。たとえば、楽器を習うとき、先生が見せる見本とできるだけ同じことをしようとすることで、学習が進みます。このようなエラーに基づいた運動学習に欠かせないのが、運動学習・記憶に関わっている小脳というわけです。

そのため、大脳基底核や小脳がうまく働かなくなって、運動野だけで勝手に運動をするようになると、何か動作をしようとしてもスムーズな運動ができなかったり、不随意運動が出現したりします。

不随意運動とは、自分の意思とは関係なく現れる異常な運動のことです。一般的に「ふるえ」（振戦）といわれるものも不随意運動の一種です。不随意運動は、他にその性質によって分類され、ミオクローヌス、アテトーゼ、ジストニア、舞踏病、バリスムと呼ばれています。このような不随意運動で日常生活動作に支障をきたすこともあるのです。

〈感覚野〉

感覚野に情報を伝える伝達経路は３つあります。

１つ目が軽く触れたときの感覚、触覚の情報を伝える経路です。２つ目が痛みに関する感覚である痛覚と熱いとか冷たいといった温度に関する感覚である温度覚を伝える経路、３つ目が身体の関節がどのような位置にあるのかといった位置に関する位置覚とふるえを感じる振動覚の情報を伝える経路になります。

触覚を伝える経路がうまく機能しないと、手足などの感覚が鈍くなります。手足のしびれやジンジンとした、なんとも嫌な感覚など非常に不快な症状を認めるようになります。ただ、手足の動きが障害されない限り他の人からはその苦しみが分かりません。さらに、皮膚からの情報を伝える末梢神経の性質上、温度が下がると情報を伝える速度が遅くなり、情報が伝わりにくくなるため、その症状は気温や天気の影響を受けやすいという特徴もあります。

また、位置覚を伝える経路が障害された場合には、自分の関節や姿勢がどういう状態になっているのかを把握することができなくなります。そのため、姿勢を保つために視覚情報が必要になってきます。つまり、自分がどのような姿勢をとっているのかということを目で確認しないと分からないのです。目を閉じてしまうとその情報がなくなるため、ふらついてしまい、顔を洗うときに立っていることが難しくなります。これを「洗顔現象」といいます。

ふだんは、位置覚が機能しているおかげで、その姿勢を維持するためにはどこの筋肉を働かせればよいのかを無意識に判断し、姿勢を保っているのです。

〈補足運動野、運動前野〉

補足運動野は運動をプログラミングする場所といわれ、行動の学習と実行や、自発的な運動の開始に関わっています。

運動の大脳皮質による制御

大脳皮質後部の連合野は知覚と記憶に関与し、前頭前野は運動の計画に関与する

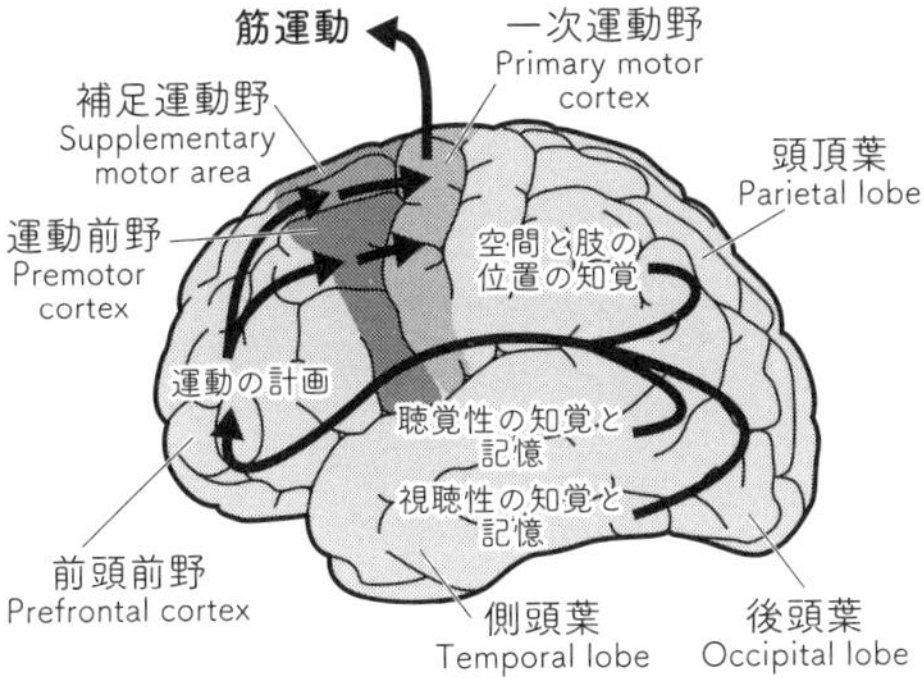

実は、補足運動野の研究から、私たちが手足を動かそうと意図する前に、すでにその運動をする準備ができているということが分かっています。

ドイツのマックス・プランク研究所のヘインズ博士が行った実験です[23]。

0・5秒間隔でランダムにアルファベットが流れるテレビモニターを眺めながら、両手にボタンがついたレバーを握ってもらいます。その上で、好きなときに左右どちらかのボタンを押してもらいます。具体的には「ボタンを押したいなぁ」と思ったときにモニターに表示されたアルファベットを覚えていてもらいます。

そして、fMRIという装置を使って、そのときの

脳の働きを調べました。すると、私たちが「ボタンを押したい」と思う前にすでに私たちの脳はボタンを押す準備をしていることが分かりました。なんと7秒前、早い場合には10秒前にすでにその運動をするための準備活動がみられたのです。この「ボタンを押したい」と思う前に真っ先に準備を始めるのが「補足運動野」です。ここで「ボタンを押す」という手や腕の筋肉の動きが準備されます。意外かもしれませんが、そのような準備が整った後で「押したい」という気持ちが出てくるそうです。つまり「押したい」という気持ちが出てきたときには脳の中ではすでに「押す準備」ができているのです。

そのためでしょうか、補足運動野が機能しなくなると、自らすすんで手足を動かしたり、しゃべったりしなくなります。かといって、意識状態が悪かったり、知的機能が落ちているのかというとそうではありません。意識状態や知的水準は正常で、本人も手足が意のままに動かないことを自覚しています。ときにはその逆で、自分の意思に反して手足が動いてしまうことがあり、そのため自分が本来したい動作が難しくなるといったことが起きてきます。手足を動かす機能自体には問題がないので、強く手足を動かそうと繰り返し思えば、手足を動かすことはできます。

運動前野は、熟練した運動や他人の動作をまねしたり、これらの行動を理解したりすることに関わっています。他人の動作をまねる働きがあるおかげで、他人から新しい行動を学ぶことが可能になるとされています。視覚や聴覚、体性感覚（触覚、痛覚、温度覚、位置覚）からの情報をもとに運動を行っているのです。

そのため、この機能が障害されると、文字を書くときでも一画一画を意識しないと書けなくなり、筆跡も変わってしまいます。運動を始めようとしたときも運動を終わろうとしたときも筋肉の活動は一歩遅れます。

〈失行：動かせるのにできない〉

運動の機能に障害がないにもかかわらず、指示された運動ができなかったり、物を誤って使ったりする病態があります。もちろん、指示された言葉やその物が何かも分かり、言葉の理解も良好であるにもかかわらずです。

「観念運動失行」では、自発的に動作を行うことはできても、それを誰かから指示されたり、まねするように言われても、その動作を再現することができません。

たとえば、日常生活では歯ブラシを使って歯を磨くことができるにもかかわらず、実際に歯ブラシがない状態ではその動作をまねすることができなくなります。空間的・時間的な誤りが生じてしまうのです。優位半球の頭頂葉、特に下頭頂小葉の障害で起こるとされています。

それに対して、運動の概念そのものが障害されるのが観念失行です。この場合は、道具の使い方が分からなくなったり、運動の順番そのものに問題が生じます。たとえば、封筒に手紙を入れて封をするという動作をしてもらったときに封筒に封をしてしまってから手紙を入れようとする、急須にお茶を入れようとしたときに急須に蓋をしてから湯を注ごうとするといった症状がみられます。

2－2　外部世界を認識する窓口

私たちは、ふだんの生活の中で視覚、聴覚、体性感覚（触覚、痛覚、温度覚、位置覚）、嗅覚、味覚といった感覚を使って、自分自身や他の人たち、今いる環境などいろんな状況をリサーチしています。そして、それぞれの感覚から得た情報が過去のデータと照合され、複合的にその状況の判断がなされます。

つまり、五感をフルに活用することで、状況をより素早く、適切に判断することが可能になります。そのいっぽうで、他からの情報によって勝手に情報が補正されてしまったり、同じ状況であっても人によって感じ方が違ってしまったりすることにもなるわけです。

勝手に情報が補正されてしまう例として、日常的に誰もが経験しているのが錯視という現象です。錯視とは、物理的現実と私たちが感じとることが違う現象のことで、いうなれば目の錯覚です。図を見てください。これは、1989年にミューラー・リヤーが発表した「ミューラー・リヤーの錯視」と呼ばれるものです。

もっとも有名な錯視とされているので、ご存知の方も多いと思いますが、上の線も下の線も長さは同じです。ただ、それを知っていたとしても、やはり上の線より下の線のほうが長く見えます。

この錯視という現象は、物の大きさや形だけにではなく、色でも起こってきます。有名な錯視に灰色の紙切れが白に囲まれていると濃く見え、黒に囲まれると淡く見えるというものがあります。

ミューラー・リヤーの鏡視

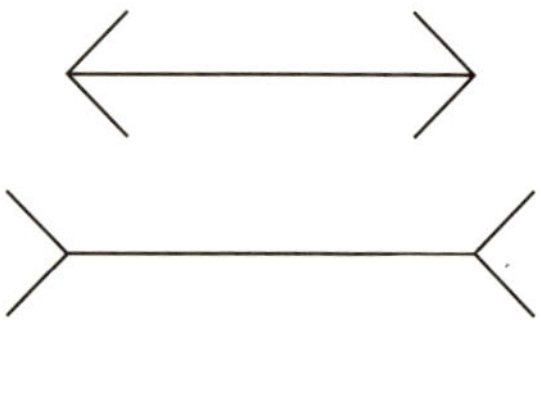

これもどう見ても同じ色には見えないのですが、周りにあるものを隠してみると本当に同じ色だから不思議です。

一見、無意味にも思えるこの錯視という現象ですが、これがないと私たちの生活はとても不便で味気ないものになってしまいます。というのも、左右の目を画素数に例えると約100万画素、初期のデジタルカメラほどしかないそうです。それを錯視によって補って豊かな世界にしてくれているのです。

現実的なところでいえば、これによって野生の動物たちは、簡単に茂みに隠れたエサを見つけたり、食物を見つけたりすることができるわけです。また、平面に描かれた芸術的な絵を楽しめるのも、こういった錯視の効果があってこそというわけです。

ところで、五感に障害があったとしたらどうでしょう。

東京・渋谷区神宮前にダイアログ・イン・ザ・ダークという暗闇エンターテイメント施設があります。そこでは、暗闇のエキスパートであるアテンド（視覚障害者）のサポートのもと、中を探検し、さまざまなシーンを体験します。つまり、視覚障害を疑似体験できるということです。その過程で視覚以外のさまざまな感覚の可能性と心地よさに気づき、そしてコミュニケーションの大切さ、人のあたたかさを思い出すということがコンセプトになっています。

体験者は最初、単に杖を使って歩くだけでも、不安に感じるそうです。そこに段差があるのか、何か障害となるようなものがあるのかということが分からないため、なかなか一歩を踏み出すことが難しいのです。そして、動くときにはお互いにぶつからないように声をかけ合い、助け合います。そのときにも相手の身なりや持ち物によって、社会的地位や立場を推し量ることはできません。

また、視覚からの情報が入ってこないことで、ふだんでは気がつかないような音や香りに気づきやすくなります。グループで積木のパーツを組み立てた場合には、自分が持っている積木の大きさを伝えること一つとっても、「〇〇くらいの大きさ」と具体的に伝えないと相手には理解することができません。

視覚からの情報がないことで、他の感覚が今までよりも懸命に働きだすのです。

実際、点字の熟達者が指を使って点字を読むときには、指の感覚を司る感覚野だけでなく、視覚野も使っているそうです。それだけ指の感覚に意識を集中し、研ぎ澄ませていった結果なのでしょう。本来見ることのみに働く視覚野が、指の感覚を感じるときにも働くようになったのです。

〈視覚野：後頭葉〉

後頭葉には、視覚野と呼ばれる視覚に関係した部位があります。

いったん私たちが目にした情報は、網膜から視神経などを通って視覚野に入ります。ここまでの経路に問題がなければ、目にしていたものを見ることはできます。ただ自分が見えているものが何なのか、どういう状態なのかが分かるかというとそうでもありません。私たちが、自分が見えているものを認識するためには、視覚野の情報が視覚連合野に伝えられる必要があります。

視覚連合野に情報を伝える経路には、Ｗｈａｔ経路（腹側経路）とＷｈｅｒｅ経路（背側経路）と呼ばれる2つの経路があります。What経路が下側頭葉にある視覚連合野に、Where経路が頭頂葉にある視覚連合野に視覚野の情報を伝えます。

What経路は、名前の通り、見ている物が何か、どんな色かということをそれぞれ違う場所で認識します。それ以外にも顔を認識するのに特化した場所があります。側頭葉の基底部にあり紡錘《ぼうすい》状回顔領域《じょうかいかおりょういき》という名前がついています。そのままのネーミングですね。それ以外にも、頭部以外の身体を認識するのに特化した場所もあります。こちらは、顔を認識する場所と隣り合ったところにあり、高次視覚野身体領域という名前がついています。

ヒトの視覚系

ヒトの視覚系で眼球から視覚連合野に至る2つの経路

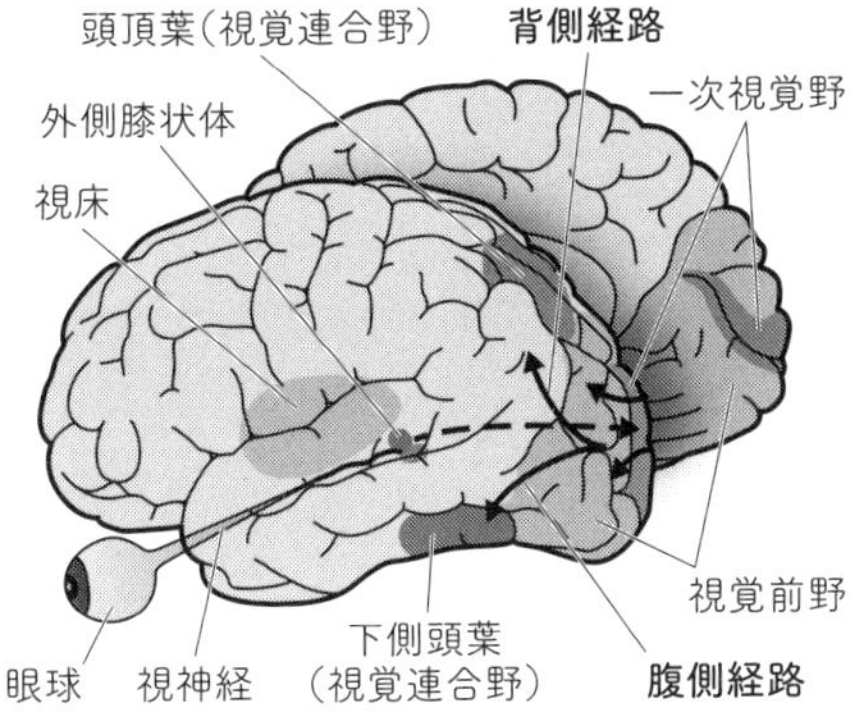

このWhat経路は長期記憶を蓄える場所である内側側頭葉や感情を司る辺縁系、さらにWhere経路とも強く関連しています。

Where経路は、物がどこにあるのか、物が動いているのであればその速さや方向はどうなのかを認識します。実はこの能力は、人間以外の動物にとっては死活問題になることもあります。

この能力がないと獲物を捕まえることもできなければ、敵から逃げることもできません。私たちの日常生活で考えると、この能力があるからこそ、人混みの中を他人とぶつからずに歩いたり、道路を横切ったりすることができるのです。

私たちは、同じものを見ていたとしても人によって見え方が違うようです。実際、男性と女性とでは見え方が違うといわれています。ニューヨーク大学のアブラモブ博士によると、男性は細かいことや動いているものに気づきやすく、女性は色の変化に敏感だそうです。[24]

16歳以上の視力が同じ男女を対象に行った実験です。いろいろな色を見せ、色を識別してもらいます。そのとき、男性のほうが識別するためにかかる時間が長かったそうです。つまり、女性のほうが色の変化に敏感であるということです。

いっぽう、色の幅が違う縞模様になったライトが次々にチカチカと現れるのを見てもらい、その違いを識別してもらいました。すると、男性のほうがより速く点滅させても識別することができたのです。

色に関していうと、男性のほうが少し赤く見えている可能性があるそうです。つまり、オレンジは男性でより赤く見え、緑の草は女性がより深い緑で男性がより黄色っぽく感じるという報告もあります。

では、このような違いは、なぜ生じるのでしょうか？

これは、狩猟・採集の時代からの名残なのではないかとされています。狩りに出かける男性は遠くの動く獲物を見つける必要があるため、素早く動く物体を目で追ったり、遠くの細かいものを見分けるのが得意になり、木の実などを採っていた女性は木の実を見つけやすいように色を識別するのが得意になったのではないかというのです。
実際に、男性と女性とでは脳内の一次視覚野の神経細胞に違いがあります。この細胞の発達は、受精卵が胎盤に着床してから人としての形になるまでの期間に、男性ホルモンによってコントロールされています。そのため、脳の視覚野の神経細胞は、生まれつき男性のほうが女性より25％多いのだそうです。つまり、生まれたときから男性と女性とでは物の見え方が違うようにできているということです。

本人の精神状態も物の見え方に影響を与えているという報告もあります。ドイツのフライブルグ大学の研究チームが行った実験です。[25]
網膜スキャンを使って、さまざまな白と黒のコントラストに対する網膜の反応を測定しました。その結果、うつ状態の人では網膜の反応が大幅に低下していたそうです。しかも、その状態がひどいほど網膜の反応も低かったのです。つまり、うつ状態だと本当に「灰色の世界」を見ているということです。
この研究結果を掲載した雑誌『バイオロジカル・サイキアトリー』の編集長ジョン・クリスタル氏は、「詩人のウィリアム・カウパーは『多様さは人生のスパイス』と言っています。人はうつ状態になると、見ている世界のコントラストを感じにくくなり、世界が楽しくなくなるようだ」と述べています。
うつ状態の人や不安を感じている人にカラーチャートの中から自分の気分を表す色を選んでもらうと、グレーを選ぶ場合が多いそうです。「お先真っ暗」という喩えもまんざら嘘じゃないのかもしれません。

Ｗｈａｔ経路が障害された場合

Ｗｈａｔ経路というのは、物の形や色の認識に関わっています。ここが障害されると、見えてはいるけれど、見えているものが何なのか分からないということが起きます。

たとえば、ここに問題がなければ、「歯ブラシ」という存在を知っていて、目が見える状態であれば、「歯ブラシ」を見て「歯ブラシ」と分かります。ところが、ここに障害があると「歯ブラシ」という存在を知っていて、目が見える状態で「歯ブラシ」を見ても「歯ブラシ」だとは分かりません。驚くことに、「歯ブラシ」という存在は知っているので、「歯ブラシ」に触ると、「歯ブラシ」だと分かり、ちゃんと「歯ブラシ」を使うこともできます。この状態を「視覚失認」といいます。

これが、顔の認識にだけ起きることもあります。肉親や親しい人の顔を見ても誰だか分からないのです。その人が話し始めたときに初めて、その声で誰なのかが分かります。この病態を「相貌失認」といいます。

いちおう、自分が見ているものが何かが分からないだけで見えてはいるので、障害物にぶつかったりすることもなく生活はできます。特にごく簡単な身の回りのことをしているだけであれば、本人がその症状を訴えない限り、周りで見ていても気づかないでしょう。

視覚野と辺縁系との連携に問題があったら

視覚野は、感情を司る辺縁系、特に扁桃体と強く関連しています。それによって、かわいい動物を見ていると癒されたり、また美しい景色や芸術作品を見て心を動かされたり、と何かを見ているだけでいろいろな感情が出てくることがあります。

ここに問題が生じたとしても日常生活に問題をきたさないように感じるかもしれませんが、実はそうでもありません。事故や病気などでこの結びつきが失われると世界はとても味気ないものになってしまいます。場合によっては、日常生活に深刻な問題が出てくることもあります。

カプグラ症候群という珍しい症状があります。認知症の方でも出現することがあるこの症状は、ごく親しい人を見たとき、たとえば、お母さんを見たときに、「この人は母にそっくりだけど、母じゃないんだ。偽物と入れ替わってしまった」と主張し、場合によっては〝本物のお母さんを探そう〟と懸命に努力したりするといった症状です。

これは、通常、お母さんを見たときに無意識のうちに出てくるはずの感情の動きや身体のわずかな反応が全く起きてこないため、何かが違うと感じ、偽物ではないかと思ってしまうからではないかと考えられています。

そのため、実際お母さんが隣の部屋へ行き、その人へ電話をかけたときなどは、本物の母親であると分かることもあるそうです。

これは聴覚野と扁桃体の結びつきが保たれていて、声を聞いたときに通常起こるであろう反応が起き、母親と話している実感が湧くからです。

ちなみに、その逆もあります。フレゴリの錯覚という名前がついている現象です。全く知らない人を見かけたときに、親しい誰かが変装していると思い込んでしまうのです。これは、外見が全く似ていなくてもそういうふうに思ってしまうようです。不思議ですよね。

この現象が起きるのは、「既に知っている」という既知の感覚を呼び起こす右の辺縁系の経路が活発になりすぎるためではないかという説があります。

典型的な例になると本当に大変です。たとえば、前の恋人にいつも見張られていると感じ、苦しむという例が報告されています。前の恋人がかつらをかぶったり、メガネや帽子で変装したりして、自分を付け回していると思いこんでしまったのです。見ず知らずの人に変装をはがすように食って掛かったり、警察に訴えたり、その人を避けるために遠回りをして目的地に行ったりと、その感覚に悩まされ、日常生活に支障をきたしたのです。

〈聴覚野：側頭葉外側溝付近〉

側頭葉の外側溝の陰に隠れた所に聴覚を司る聴覚野があります。

私たちが何か音を聞くときには、まず耳から入ってきた音の情報が脳幹部の一番下の延髄にある蝸牛神経核に入ります。その情報が最終的にこの聴覚野に伝わって初めて何の音なのかが分かります。音の情報は、直接、脳幹部に入るためか、聞いた音の性質によっては危機管理機構が働き、前頭前野の働きがストップすることがあります。たとえば、母親にがみがみ言われたときに思考がシヤットアウトするというのもそのせいです。

それだけではなく、私たちはある音が発生したとき、左耳から入ってきた情報と右耳から入ってきた情報の差によって音源、つまりどこから音が聞こえてきたのかということを同定しています。

さらには、音によっても空間を把握していることが分かっています。

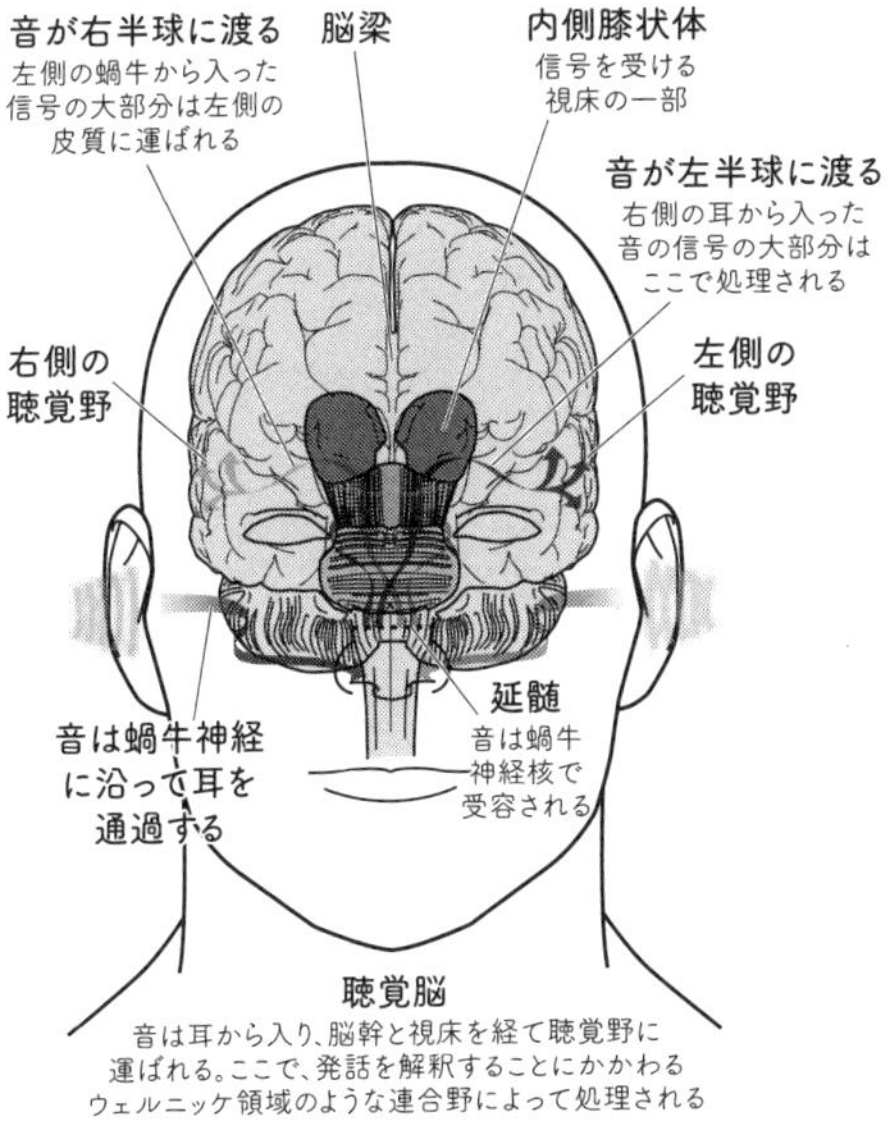
音が右半球に渡る
左側の蝸牛から入った信号の大部分は左側の皮質に運ばれる
脳梁
内側膝状体
信号を受ける視床の一部
音が左半球に渡る
右側の耳から入った音の信号の大部分はここで処理される
右側の聴覚野
左側の聴覚野
延髄
音は蝸牛神経核で受容される
音は蝸牛神経に沿って耳を通過する
聴覚脳
音は耳から入り、脳幹と視床を経て聴覚野に運ばれる。ここで、発話を解釈することにかかわるウェルニッケ領域のような連合野によって処理される

カリフォルニア大学のローレンス博士が行った実験です。[26]

人の話し声、コンピューターのノイズ、カウベルのガランガラン鳴る音を①中程度の大きさの教室、②絨毯敷きの狭い事務室、③バスケットボールの屋内コート、④お手洗い、の4カ所で録音します。そして、録音した音を聞いてもらって、4カ所の写真を見ながらどこで録音したのかを当ててもらいます。

すると、正答率なんと73％。これは、空間ごとに発生する反射音が減衰していく様子を無意識にうまく聞き取っているからであることが、その後の追跡調査で分かっています。

そのせいでしょうか、リバプール大学のスラミング博士らによるとオーケストラ楽団員は空間能力が高いらしいのです。しかも、音楽歴が長い人ほど空間認知の成績が良いそうです。

この機能をフル活用しているのが、音の反響から周囲の状況を知るエコロケーション（反響定位）と呼ばれるものです。これは、昔はコウモリやイルカなどが持つ特殊な能力として知られていました。ところが、人間にもそういう能力があることが分かったのです。自分が発した音の反響音を聞きとることで、その音がぶつかった物の位置や特徴を判断します。

1940年代にコーネル大学のダレンバック博士は、感知能力の鋭い視覚障害者はこの能力を使っていることを証明しました。[27] そして、その後の研究で、その能力は視覚障害者に限定されたものではないことが分かっています。今までエコロケーションを使ったことのない目の見える人にもその能力はあって、練習により高められるというのです。毎日1～2時間もトレーニングすれば、1カ月以内に身につけることができるそうです。ちなみにアメリカ在住の視覚障害者であり、エコロケーションの技術を教えているダニエル・キッシュにいたっては、この能力を使ってマウンテンバイクを乗りこなし、世界中を旅してさえいます。

聴覚野が機能しなくなったら

聴覚野は、左右片方だけの障害ではそれほど大きな問題は出てきません。しかし、両方とも障害されたとなると話は別です。

このような場合には、聴力検査は問題がないのに、聞こえている音が何なのか分からなくなってしまいます。そのため、話している声が聞こえたとしても、その言葉の意味は、理解することができません。ただ、言葉の意味自体が分からなくなっているわけではないので、書いてある文章は理解でき、筆談は可能です。つまり、音としては聞こえているのに、耳が聞こえない人と同じ、「純粋語聾」と呼ばれる状態になってしまうのです。それだけではなく、踏切やサイレンの音を聞いてもその音が何の音か分からないという「環境音失認」と呼ばれる状態になってしまいます。

〈嗅覚：眼窩前頭皮質〉

嗅覚は、五感の中でももっとも原始的な感覚であり、多くの動物たちにとっては未だに優位な感覚です。私たち人間は、哺乳類の中で例外的に嗅覚が劣った動物だといわれています。これは、進化のプロセスで視覚に対する依存度が大きくなり、嗅覚の重要度が低下したためではないかとされています。ただ、私たちもガスや煙のにおいにすぐに反応し行動を起こすことから、人間にとってさえも生存に重要な役割を果たしていると考えられています。

嗅覚には独特の性質があり、他の感覚とは一線を画しています。香りに関する情報は、最初に直接、情動を司る辺縁系に伝えられます。その後、その情報は眼窩前頭皮質にある嗅覚野へいき、その香りが何なのかという意識的な判断がなされます。五感の中で唯一嗅覚だけが情報を受けた感覚器と同じ側の脳に情報を伝えています。たとえば右の鼻から入った香りの情報は右の脳に伝わります。また、直接辺縁系に情報を伝えるため、香りは、直接的に感情に働きかけ、記憶との結びつきがもっとも強いとされています。

側頭極は側頭葉の前方先端で、扁桃体の外側、眼窩前頭皮質の後部に位置する

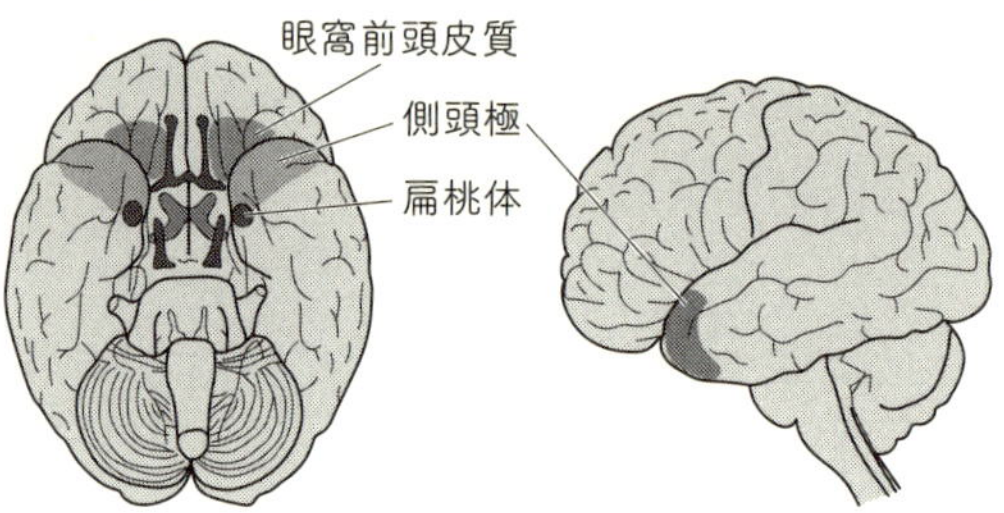

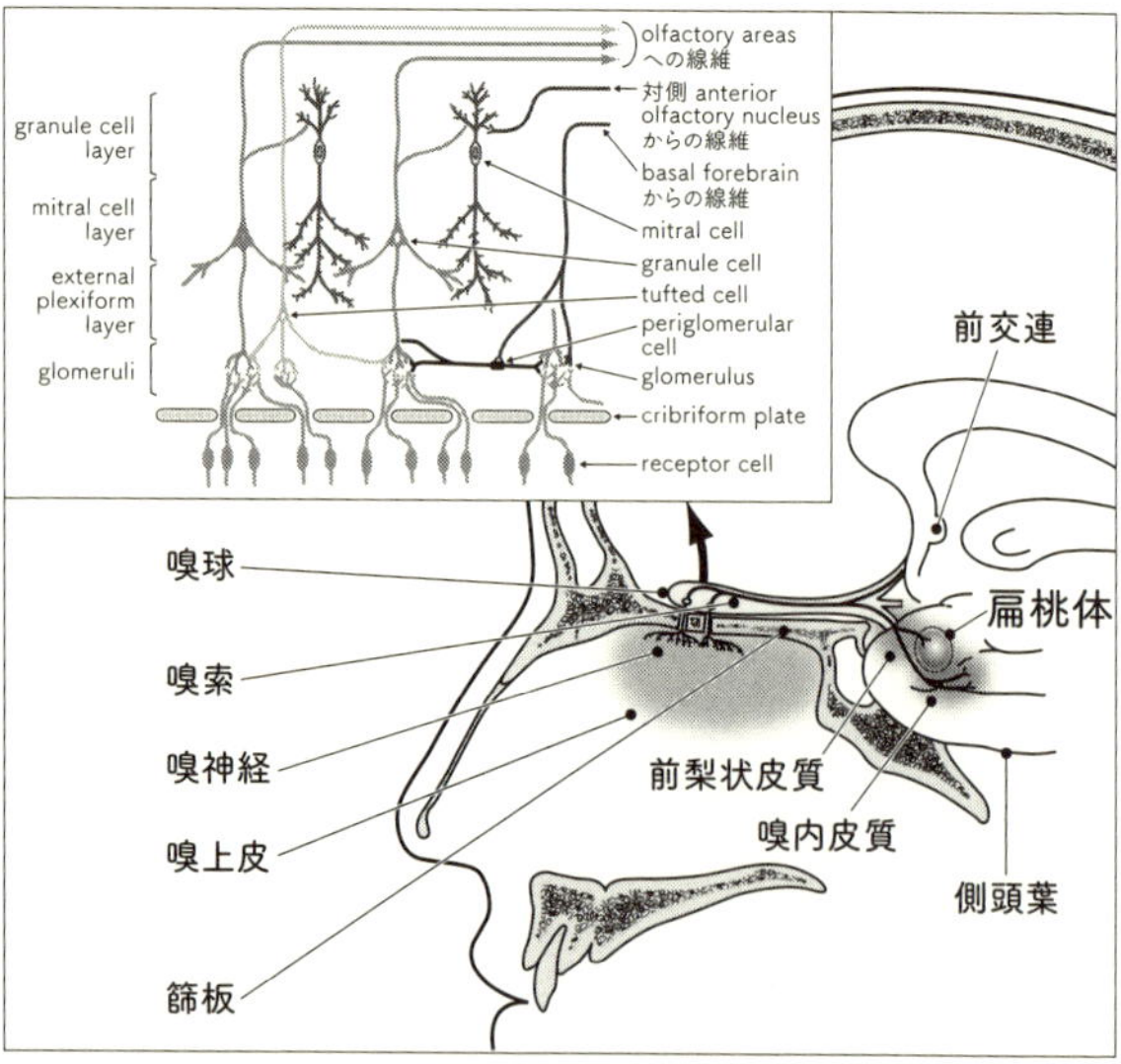

プルーストの小説『失われた時を求めて』の主人公が、菩提樹のお茶にマドレーヌを浸して食べたときに、日曜日のミサの前にマドレーヌを食べるのが習慣だった子ども時代を思い出すエピソードから、「マドレーヌ効果」または「プルースト効果」と呼ばれています。

この嗅覚による感情への働きかけは、私たちが思っている以上に大きな影響を与えているようです。たとえば私たちは、全く意識的には気づいていない程度の血縁者のにおいで前頭葉が活性化するといわれています。さらに、不安に思っている人の汗を嗅ぐと、同情や苦痛に関わる島皮質《とうひしつ》が活性化することも分かっています。

デュッセルドルフ大学のパウゼ博士が行った実験です。[28]

試験前で緊張している人の汗と運動でかいた汗を被験者に嗅いでもらって、そのときの脳の働きを調べました。すると、試験前で緊張している人から採取した汗の低濃度のにおいのサンプルは「人をいらいらさせる」ということが分かったのです。そのためか、そのにおいを嗅いだ人は、不意に大きな音を立てられたときに驚く反射も大きくなっていたそうです。それだけ神経過敏になっているわけです。

つまり、私たちは全く気づいていないうちに、周りの環境から出されるにおいによって影響を受けているかもしれないということです。

こういった香りの性質をうまく活用したのが、ラスベガスのミラージュホテルです。このホテルは香りにより成功したともいわれています。

ある独特な香りがホテルのカジノ内の換気装置から意図的にまかれているそうなのです。一時、「ココナッツバターにはギャンブルをさせる力がある」という噂がまことしやかに流れ、カジノを持つホテルがこぞって導入したがったそうです。ちなみにこの香りを導入した人はこのことを強く否定しています。毎日嗅いでいるけど、決してギャンブルはしたくならないという理由からですが。

では、なぜ彼はこの香りをホテルに導入したのでしょうか。それは、視覚に訴える室内演出と同じ目的だったようです。居心地良く、寛げる雰囲気にすることで、お客さんにその場所から離れがたいと感じてもらおうと思ったそうです。そのためには、使用する香りはその場に調和したものでないと意味をなしません。その空間がどのように利用されるのか、どういう客層をイメージして設計されたものか、ということを考える必要があります。その上で、その空間がさらに居心地の良いものとなるような香りを選ぶことが大切になってくるのです。

マーケティングの調査によると、人々は感じのいい香りがしているお店を高く評価し、何かを買おうという気持ちになりやすいのだそうです。カジノの中でもいい香りがする一角にあるスロットマシーンは、利用率が高まる傾向があるといわれています。

それだけでなく、香りは具体的な考えや行動にいたるまで、いろいろなことに影響を与えるとされています。ラドバウド大学のホランド博士らが、50人の学生にコンピューター上の単語を探すテストをしてもらった実験です[29]。自分が顕在的に感じとれるレベル以下、つまり全く気がつかないくらいの洗剤の香りを嗅いだ場合には、「清潔」「片付け」などの単語をすばやく見つけられるようになりました。しかも、その日の予定を聞いたときには、「部屋を片付ける」だったり「車を洗う」といったことを答える確率が高かったのです。おもしろいことに、ぼろぼろと崩れやすいクラッカーを食べるときに、自分の口元からクラッカーのかけらを拭き取るといった行動が3倍も多くなっていたそうです。

実はそれだけではなく、清潔な香りは倫理的行動をもたらすともいわれています。ブリガムヤング大学のケイティ博士が行った実験です[30]。

被験者を2人1組のペアにします。そして、ペアの1人は無香の部屋に、もう1人はシトラスの香りのする部屋に入ってもらいます。そこで、次の2つの実験を行いました。

最初の実験は、被験者に12ドル渡し、隣の部屋にいるパートナーと分けてもらいます。ただし、パートナーには、もとの金額は知らされていません。すると、清潔感ある香りの部屋の被験者はパートナーに平均5・33ドル分けました。ところが、無香の部屋の被験者は、たった2・81ドルしか分けなかったそうです。

次に、その2つのグループに対して、それぞれ慈善団体へのボランティアと寄付に関する意識を調査しました。清潔な香りの部屋の被験者のボランティアへの興味は7点満点中4・21点、そして22％の人が寄付を希望したそうです。それに対して、無香の部屋にいた被験者たちはというと、ボランティアへの興味は7点中3・29点、そして、たった6％しか寄付の意思がなかったのです。

おもしろいのが、被験者たちは部屋の香りには気づいていなかったのです。また実験時の気分と結果との間にも関連性はありませんでした。

嗅覚が機能しなくなったら

香りに関する情報は、野生の動物たちにとっては生きていく上では欠かせないものです。しかし、私たち人間にとっては、生きていくということに直接は関係していないせいか、他の感覚に比べ軽視されています。しかし、においを感じなくなると想像以上に生活に支障をきたすといわれています。

無嗅覚症というにおいを感じなくなる病気があります。この病気にかかると腐った食べ物を判別したり、ガス漏れに気づいたりするのが難しくなり、調理の際に鍋を焦がすリスクが増え、食事の楽しみが減ってしまいます。ここまでは、私たちの想像の範囲だと思います。

しかし、実際にこの病気にかかった人たちによると、「においがしなくなって一番寂しいのは人のにおいが感じられないことだ」そうです。ふだんの生活では、よっぽどでない限り人のにおいのことをそこまで意識することはないと思います。しかし、においを失った人の立場からすると、人のにおいが全くしないということは、人と一緒にいても何かが欠けた感じになってしまうらしいのです。いかにも情動に関する扁桃体と直結しているだけありますよね。

身体が自然に発しているにおいは、一人一人特別なものであり、個別の「においのサイン」を持っているともいわれています。実際、生後数日もすると、自分の母親のにおいを区別することができるそうです。これは、胎内でも嗅ぐことができ、羊水を通じて母親のにおいに慣れるようになってきているからではないかと考えられています。

おもしろいことに、このにおいのサインには遺伝的関与があるようです。というのも、一卵性双生児の場合は、たとえ親であっても二人のにおいを区別することはできないのに対し、二卵性双生児の場合では、簡単に区別することができるそうです。

これに強く関わっているのが、主要組織適合性複合体（ＭＨＣ）です。これは、免疫反応に必要な多くのタンパクの遺伝子情報を含む大きな遺伝子領域です。MHCの構造が似ているヒトは1万人に1人であるため、拒絶反応によって臓器移植を困難なものにしている要因でもあります。MHCはお父さんとお母さん両方からの遺伝子により受け継がれます。そのため、自分の兄弟や子ども、両親は、自分に近いにおいとなり、他の人と区別しやすくなるのではないかともいわれています。

MHCには非常に多くの種類が存在しています。そのおかげで、自分以外のものを認識しやすくなります。それによって、自分以外を認識し、攻撃するわけです。この機能があるおかげで、ウイルスなどの外敵から身を守ることができるのです。

ちなみに、無嗅覚症の方にとって、苦しみを深める要因になっているのが、障害の辛さを人に理解されないことだといいます。確かに、日常生活に誰かの助けが必要になるわけではないので、本人が言わなければ障害があることすら分からないでしょう。においのない世界を想像すると味気ない感じはしますが、実際のところは、なった当人にしか分からない辛さなのかもしれません。

〈味覚野：島、前頭弁蓋、眼窩前頭皮質〉

味覚も嗅覚と同じように、他の感覚と比べると軽視されがちです。しかし、もともと味覚は食物を採取する際に大切な感覚でした。味覚からの情報を通して、その食物に栄養があるのか、安全なのかということを判断していたわけです。食物に関する知識がない昔においては、この感覚は肉体を維持していくためには重要であったと思われます。

味覚情報は、顔面神経と舌咽神経を介してまず延髄にある孤束核《こそくかく》に入ります。その後、視床を介して、第一次味覚野に伝えられます。第一次味覚野は、脳の外側面の奥、側頭葉と頭頂葉を分ける外側溝の中にある島《とう》と、それを覆う前頭弁蓋にあります。ここで味の質や強さを判断しています。その情報が、咀嚼《そしゃく》といって食べ物を噛んでいるときの感覚や視覚、聴覚などの情報と眼の裏側にある眼窩前頭皮質（第二次味覚野）で統合され、食べ物の認知や好き嫌いなどが判断されています。

味覚には、甘味、酸味、苦味、塩味、うま味という5種類の受容体があります。人間だけでなく、脊椎動物は5種類全てを感じることができますが、なぜかネコ科は例外で甘味を感じられないそうです。

そして、この甘味の受容器は、食物検出器と考えられています。というのも、甘味のある食べ物は、ふつうは栄養があり、安全であることが多いからです。そのため、子どもは、甘いものが好きな傾向がみられます。ちなみに塩味は身体に必須な塩化ナトリウムを検出し、うま味は重要な栄養素であるたんぱくに含まれるグルタミン酸を検出します。

また、食べ物の好みは年とともに変わります。たとえば、子どもは酸っぱいものや苦いものが苦手な傾向があります。実は、これにはちゃんとした理由があるのです。

酸っぱいもの、つまり酸味は、本来、微生物による発酵が進んでいて毒素を出していたり、果物でもまだ熟していなかったりすることがよくあります。そして、苦味のある食べ物には、毒性を持つ植物アルカロイドが含まれていたりもします。

つまり、この2つ、特に苦味は、本能的に避けられる味とされています。そのためか、苦味は他の味に比べて、ごくわずかな量でも感知することができます。まぁ、自分の身を守るために備わっているものともいえるのでしょうか。

味覚が伝わる経路

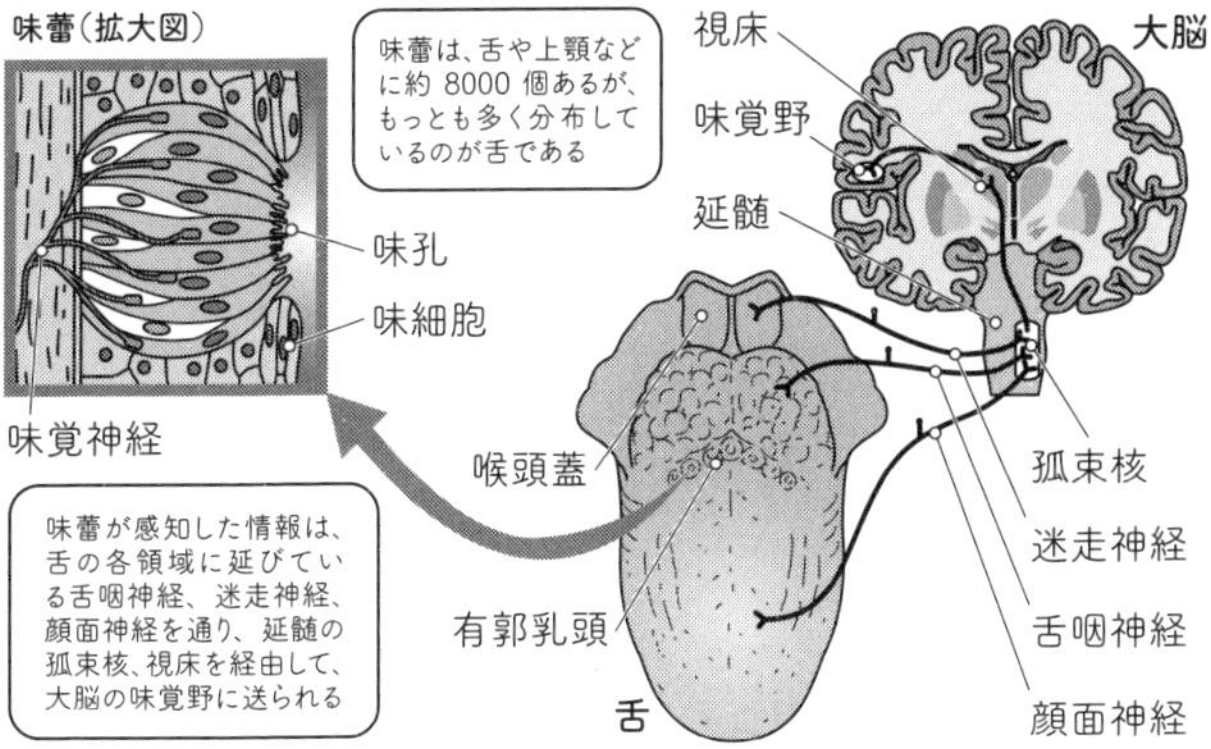
味蕾（拡大図）
味蕾は、舌や上顎などに約 8000 個あるが、もっとも多く分布しているのが舌である
味孔
味細胞
味覚神経
味蕾が感知した情報は、舌の各領域に延びている舌咽神経、迷走神経、顔面神経を通り、延髄の孤束核、視床を経由して、大脳の味覚野に送られる
視床
大脳
味覚野
延髄
喉頭蓋
有郭乳頭
舌
孤束核
迷走神経
舌咽神経
顔面神経

では、どのようにして、私たちは酸っぱいものや苦いものが好きになっていくのでしょうか？

これは、食体験を通して好きになっていくと考えられています。つまり、お父さんやお母さんが目の前で、酸っぱいものや苦いものを美味しそうに食べているというのが大切なようです。そのことによって、酸っぱいものや苦いものが、安全で美味しいものであることを学習していくのです。だから「大人の味」というのかもしれません。

逆に、調子が悪いときに何か食べて、気持ち悪くなったり、吐いたりなどという経験をした場合には、それまで好きだった食べ物が嫌いになるということもあります。これは、「味覚嫌悪学習（ガルシア効果）」と呼ばれています。[31]

１９６６年にカリフォルニア・バークレイ大学のガルシア博士らが報告した、ラットを使って調べた実験です。[32]

ラットに、食べるとすぐに具合が悪くなる物質を入れた甘い液体を与えます。すると、そのラットは、甘い液体に惹かれてもそれを飲もうとしなくなりました。

食物を食べて吐き気を催した場合、生き残るためには、それが毒かもしれないということを覚えておく必要があります。そのため、味覚嫌悪学習というのは生きていくために重要になってきます。これによって魅惑的だけど毒かもしれない食べ物を避けることができるようになるというわけです。そのため、たった1回の経験で学習し、しかも長い年月続く、堅固な学習効果を持つのです。

アメリカ西部の農家では、羊を守るためにこれを利用しています。どういうふうにしているかというと、コヨーテを駆除する代わりに、食べると病気を引き起こすような薬剤を混ぜた羊の肉を農場の周辺に置きます。当然、コヨーテはそれを食べます。すると、具合が悪くなるため、この味覚嫌悪学習が働きます。その結果、コヨーテは羊の肉を避け、羊に近づかなくなるというわけです。

味覚は、嗅覚だけでなく、視覚や聴覚の影響も受けています。これは彩りよく盛り付けられた料理を思い出してもらえば分かると思います。

霊長類に関する研究でも、食べ物を見ることで味に反応するのと同じ神経細胞群が反応し、食欲に関連するといわれている視床下部も活性化してくるということが分かっています。

では、実際に見た目がどれくらい私たちの味覚に影響を与えているのでしょうか？

市販のフルーツ味飲料（チェリー、オレンジ、ライム、グレープ）を使った実験です[33]。これらをグラスで出されて飲んだとき、何を飲んだか分からないことは、まずないと思います。ところが、このジュースを色が見えない状態で出されると、正答率が20％に下がってしまうらしいのです。もちろん、においも味も変わってはいません。単に色という視覚の情報がなくなるだけでも何の味なのか分からなくなってしまうのですから、当然、本来の色と違う色に変えたらどうなるか、容易に想像がつきます。

さらに、ジュースの味の濃さも見た目で左右されます。同じような結果は、人工フルーツ飲料だけではなく、ケーキ、クッキー、シャーベット、カスタード、キャンディーでも確認されています。しかも、カスタードは見た目の質感によってなめらかさや美味しさの判断が左右されるそうです。

これは、実験前に味と色は一致していないと聞かされていても変わらないそうです。

そういえば、以前、テレビ番組で目隠しをして食べ、食材をあてるという企画がありましたが、結構みなさん間違っていました。

音が味に影響を与えるのかを調べた実験もあります。[34] 被験者には知らせていませんが、サイズ、形、厚さ、質感、全て同じポテトチップス（プリングルス）を使っています。オックスフォード大学のマッシミリアーノ・ザンピーニ博士とトレント大学のチャールズ・スペンス博士が行ったものです。プリングルスを被験者に噛んでもらいます。

被験者は1枚ごとに1回噛み、割れたチップスは吐き出してもらいます。被験者の口の前にマイクが置かれ、噛むときの音を加工して同時再生したものを、ヘッドフォンを通じて被験者に聞かせます。そして、被験者にはそれぞれのポテトチップスがどのくらいパリッとしていて新鮮かを判断してもらいます。すると、大きくてはっきり聞こえる音ほどチップスが新鮮でパリッと感じられ、小さめでやや鈍い音だと古くて湿気っているように感じられるという結果が報告されました。実験後、被験者は同じプリングルスだという真実を知らされて、すごく驚いたそうです。

それくらい私たちは味を判断するときに、視覚や聴覚に頼っているということです。確かに、ふだん料理を食べに行っても見ただけで美味しそうに感じることもよくあります。

おもしろいことに、その場の照明や流れている音楽によってもワインの味が変わってくるという報告もあります。

オックスフォード大学が3000人もの被験者を対象にして行った実験です。[35]

赤い照明にして、甘い（流れるような柔らかい）クラシック音楽をかけると、ワインが美味しく感じられることが分かりました。ちなみに、そのときに使われた音楽というのが「ジムノペディ第二番」。9％楽しさが増すだけでなく、ワインをよりフルーティーに感じるようになったそうです。

逆に、緑の照明にして、酸っぱい（スタッカート）音楽をかけるとワインは新鮮さが増し、強さが減って感じるそうです。ちなみに、そのときに使われた音楽はブライアン・ファーニホウの「スーパースクリプティオ」です。

しかし、味に影響を与えているのはどうもそれだけではないようです。

カリフォルニア工科大学のヒルキ・プラスマン博士が行った実験です。[36]

20人の被験者に、ワインの価格を教えた後にワインを飲んでもらいました。そして、そのときの脳の活動をｆＭＲＩを使って調べています。

被験者には「今から5種類のワインを飲んでもらいます」と伝えていますが、実際には3種類のワインしか用意していません。その中から適当に5回選んで渡して、飲んでもらいます。教える価格もデタラメです。

その結果がおもしろいのです。なんと、教えられた価格が高ければ高いほど、「知的快楽」を生み出すとされる脳の内側眼窩皮質という場所が強く活動していたのです。

〈空間認識〉

空間認識能力というのは、身の回りに存在する物（物体）について認識する能力のことです。具体的には、主に視覚や聴覚からの情報をもとに物の場所、方向、距離、大きさなど、その物体が三次元空間に占めている状態や関係をすばやく、正確に把握、認識する力のことをいいます。この能力があるからこそ、野球でバットにボールをあてることや飛んでくるボールをつかむことが可能になります。この機能に頭頂葉、特に右脳の頭頂葉が関与しています。

半側空間無視

空間認識が障害されると、障害を受けた脳の反対側に提示された刺激に反応したり、注意を向けたりすることが難しくなります。これは特に右側の病変で起こりやすく、左の「半側空間無視」を生じます。名前が示す通り、左側のものを無視してしまうという現象です。

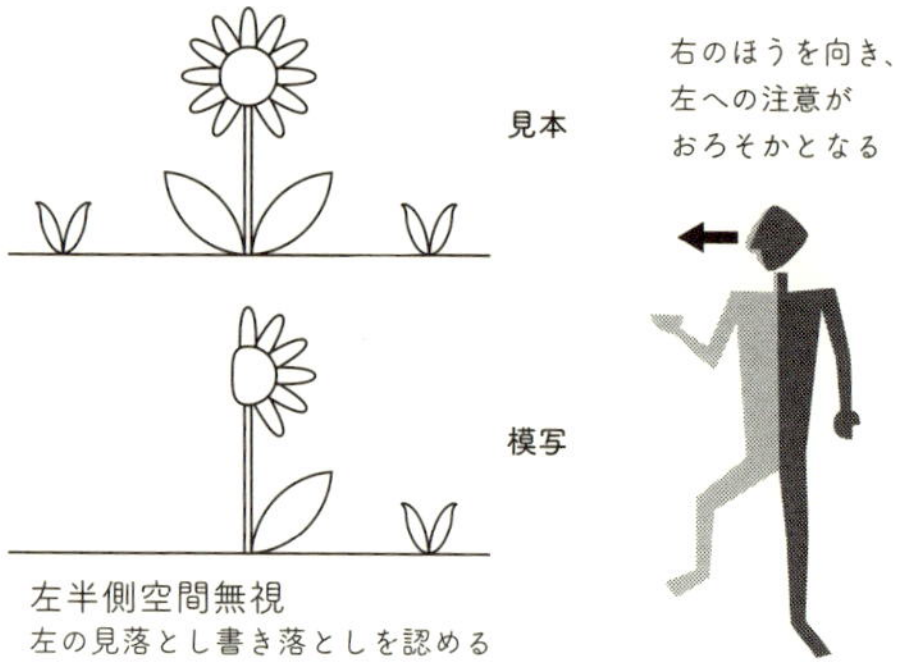

左半側空間無視
左の見落とし書き落としを認める

具体的には、左側への注意がいかず顔は右側を向いた状態になります。かといって麻痺のため左側に向けないというわけではありません。障害の程度にもよりますが、何回も促すことで左側を向くこともできます。ただ通常は食事も左側におかれたものには気づかないため手を付けません。車いすを使っている場合には、左側のブレーキや足を置くフットレストの管理ができなくなることがあります。他にも移動するときに左側にある障害物にぶつかりやすいなど、生活面でいろいろ支障をきたすことになります。

こういった方に花の絵を描いてもらうと花の右側しか描きません。単に左側が見えないということであれば、右側に見えているものから全体像を想像して描けるはずですが、それができなくなってしまうのです。そのため、単に左側に注意を払えないだけでなく、イメージ自体に障害をきたすのではないかとされています。

これは視覚の刺激だけではなく、聴覚刺激でも同様です。そのため、左側から呼びかけた場合には、なかなか気づいてくれないことも多いのです。

身体失認

頭頂葉が障害されたとき、半側空間無視と同じようなことが私たちの身体にも起こります。これが「身体失認」と呼ばれるものです。身体失認というのは、自分の身体に対する空間的な認知の障害のことです。本人の中では失認が起きた側、多くは左側なわけですが、そちらの身体が存在していない感覚になってしまいます。

ほとんどの場合、同じ側に麻痺がありますが、その麻痺している手足を無視してしまう、麻痺している手足が自分の身体だということが分からない、手足の麻痺は少ないのに促さないと使わないなどの症状がみられるようになります。

結果として、本人にとっては存在していない側の腕を自分の身体の下敷きにして痛めてしまうこともよくあります。

不思議に聞こえるかもしれませんが、私たちは、健康な状態のときでも自分の身体の輪郭というものをかなりあいまいにとらえています。それが日常の生活をスムーズに送る上では役に立ってさえいます。たとえば車の運転です。私たちは、自分の身体の輪郭をあいまいにとらえているからこそ、車を上手に運転することができるのです。こういわれてもちょっと意味不明ですね。

私たちは、自分の筋肉や関節からの位置覚と呼ばれる感覚情報によって、自分の身体の各パーツの相対的場所を認識しています。つまり今、どの関節をどのくらい曲げ、どの筋肉をどれくらい収縮させているのかを、その感覚情報によって把握しています。この位置覚などの感覚情報と実際に目で見た情報をもとに、自分自身をモニターし、自分の身体の「輪郭」を認識しています。

私たちが車を上手に運転するには、車幅を正確に感覚でとらえている必要があります。これができるのは、私たちが車を運転しているときに身体の輪郭を車全体に拡張してとらえられているからだといわれています。私たちは、視覚や体感覚をフル活用し、いろんなものをモニターしながら身体の輪郭が車全体になる感覚をつかんでいきます。だから慣れた車では車幅がなんとなく分かるんですね。

テニスや野球、ゴルフでも同じです。テニスのときは自分の手の輪郭がラケットまで延長しているそうです。

実はこのことをサルで調べた実験があります。１９９６年理研脳科学総合研究センターの入来博士らがロンドン大学神経学研究所と共同で行ったものです。サルに熊手で物を取る訓練をさせ、脳の活動を調べました。サルが熊手で上手に物が取れるようになったとき、物を取る指を担当する神経の大脳皮質を調べたところ、熊手の先端部分に反応したそうです。熊手の先までを自分の指として認識していたということです。[37]

実際、どれくらい自分の身体の感覚があいまいなのかということを示しているのが、２００４年にロンドンの神経内科医エアソンらが行った「ゴムの手の錯覚」と呼ばれる実験です。[38]

被験者は、自分の左手をテーブルの下など自分の視界から見えないところに隠して座ります。そこには、本物そっくりのゴム製の左手が自分の目の前においてあります。

検査者は隠れて見えない被験者の手とゴム製の手を細い筆でなでます。不思議なことに、２つの手を同時に同じ方向でなでると、被験者はゴム製の手をあたかも自分の手であるかのように感じ始めるというのです。目の前にあるのは、自分の手じゃなくてゴムの手だと知っているにもかかわらずです。実際に被験者に「右手で左手を指してみてください」と指示すると、被験者はゴム製の手を指す傾向がみられるそうです。ただし、最初に自分の手とゴム製の手で、なでる方向が違ったり、タイミングが違ったりすると、被験者はゴム製の手を自分の手と感じることはないようです。

では、このときに脳は、いったいどのように働いているのでしょうか？

実験中に被験者の脳の活動がどうなっているのかを、fMRIを使って調べた実験があります。実験中まずは、頭頂葉の活動が高まります。そして、ゴム製の手が自分の手であると感じ始めるにつれて、運動の企画に関係するとされる運動前野の活動が高まっていったのです。なでる方向が違って、ゴムの手を自分の手と錯覚しないときには運動前野は活動しませんでした。つまり、頭頂葉は筆でなでられていることを触覚だけでなく視覚も使って解析しているということです。

頭頂葉が、触覚からの情報と視覚からの情報が一致していると判断したとき、つまり自分の目で見ているなでる方向やタイミングと実際感じているものが同じであるとき、その情報が運動前野に送られます。その結果として、ゴム製の手が自分の手であるという感覚が生じるのではないかと考えられています。脳の勘違いが生まれるわけです。

同じ研究室で行われた実験で、ゴム製の手を自分の手と思わせた後に、ゴム製の手を針で突き刺そうとしてみた（実際は突き刺していない）ところ、痛みを予想すると活動する領域（前部帯状回）と自分の手を動かしたいと強く思ったときに活動する領域（補足運動野）が活動していたそうです。つまり、自分の手が針で突き刺されそうだと感じたときと同じ反応が出ていたということです。[39]

2-3　コミュニケーションの肝

コミュニケーションの肝となってくるのは、言葉の機能を司る言語野です。言語野がうまく働いているおかげで、私たちは言葉を理解したり、言葉を話したり、本を読んだり、字を書いたりすることができます。新たな情報を手に入れたり、他の人たちとコミュニケーションをとるためには欠かせない場所です。いったん獲得された「話す」「聞く」「読む」「書く」といった言語能力が脳の障害によって失われた状態を失語症といいます。

言語野は、右利きの人の約95%、左利きの人の約65%が左半球にあることが分かっています。側頭葉の大部分を占め、頭頂葉と前頭葉にも接しています。その中でも特に重要となってくる言語野の中枢は次の2つです。

1つ目が前頭葉の脇、運動野の顎や舌、唇に関係する領域に接したところにあるブローカ（Ｂｒｏｃａ）野と呼ばれる場所です。話したり書いたりと言葉を作りだすことに関係しています。言葉を発するという運動に関係するため運動性言語野とも呼ばれています。

言葉に特化した脳の場所があることを最初に発見したのが、フランスの医師であるピエール・ポール・ブローカです。１８６１年、ブローカのいる病院にルボルニュという51歳の男性が入院してきました。彼は右足に麻痺があり、入院の7年も前から寝たきりにはなっていましたが、コミュニケーションは取れていました。ところが、入院の数カ月前から言葉を話せなくなり、何を聞かれても「タン、タン」と答えるのでタンさんと呼ばれるようになったそうです。彼の入院生活は長くは続かず、すぐに亡くなりました。彼の死後、脳を解剖したところ前頭葉の後ろのほうに脳梗塞が見つかり、その場所が言葉を作り出す中枢ではないかと考えられました。そのためこの場所は、そのことを発表した医師の名前をとってブローカ野と名付けられたのです。

ブローカ野が障害されて生じる言葉の障害は、「ブローカー失語（運動性失語）」と呼ばれています。ここが障害されると自分で発する言葉が少なくなります。言葉の流暢さはなくなり、言葉を発するのに努力が必要となり、言葉を復唱することもできなくなります。プロソディーといって、言葉の強弱や速度、高低なども障害されてきます。たとえば、「あいつ、ばかだなぁ」という表現一つとっても、プロソディー次第で意味は１８０度変わってしまいます。

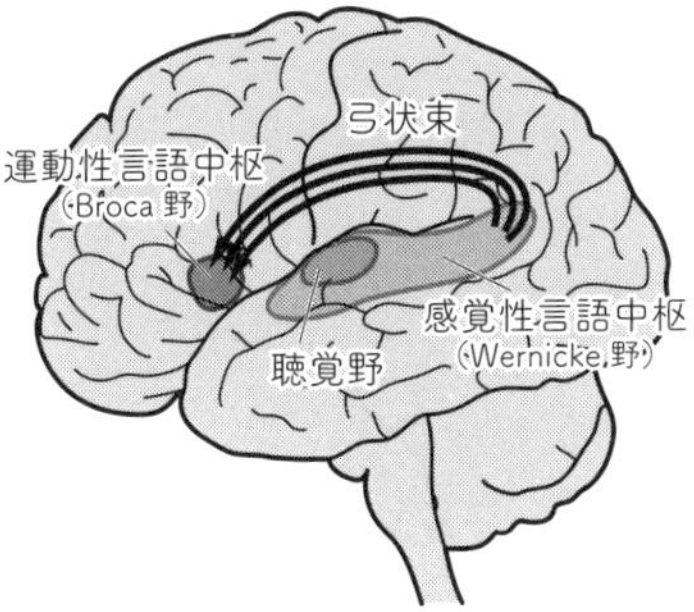

神経内科をしていると非常によく見かける病態ですが、人によって使える言葉は違います。ある人は「ありがとう」という言葉だけが使えました。こちらの言っていることは理解できるので、その残っている「ありがとう」という言葉に表情やジェスチャーを加え、多少言い方を変化させることによって、自分の意思を伝えようとし

ます。そのため、その人が喜んでいるとか、何かしてほしいのかなとかということをくみ取ることはできます。ただ、細かい点までを推察することはできません。言葉を生み出すこと自体に問題があるので、書いて意思を伝えるといった話す以外の手段をとることもできません。言葉を理解することはできても表現できないといった状態になるのです。

このタイプの失語症の中には、自分の意思通りに顔や口を動かすことのできない人たちもいます。「口腔顔面失行」と呼ばれる病態です。たとえば、こちらの指示の内容は理解しているのに、「口を開けてください」「ウィンクをしてください」「舌を出してください」といった指示に従えなくなります。ところが、ご飯を食べるときやあくびをするときなど、自分が意識していないときには口を開けることができます。

そして、2つ目が側頭葉の上から後ろにかけて頭頂葉に接したところ、つまり上側頭回の後部、聴覚野を囲むようにあります。ウェルニッケ野と呼ばれ、聞いている言葉や書いてある言葉を理解することに関係し、感覚性言語野とも呼ばれています。

こちらは、1874年にドイツの神経学者・外科医のカール・ウェルニッケが発見しました。ここが障害されると言葉の理解ができなくなり、復唱も難しくなります。このタイプの失語はウェルニッケ失語（感覚性失語）と呼ばれています。話す言葉は流暢なのですが意味の通らない表現となります。ツクエ⇩タクエ、ツクエ⇩イスといったように1つの音が別の音に置き換わったり、違う単語に置き換わったりする錯語《さくご》と呼ばれる症状がみられます。場合によっては、新造語と呼ばれる全く存在しない単語に換わっていることもあります。

ウェルニッケ失語は、コミュニケーションという観点からはブローカ失語よりもさらに厄介です。というのも、会話は全くといっていいほど成立しません。こちらの言っていることが理解できないだけでなく、こちらに伝えようとして話してくる流暢な言葉は、全く意味をなしていません。ところが、本人を見ても何も問題を抱えていないようにさえ見えます。

このタイプの失語症をさらに厄介なものにしているのが、病識の欠如です。つまり、自分が言葉の障害を負ったということを分かっていない場合も多いのです。そのため、意味をなさない言葉を話しているのに、本人としてはちゃんと話していると思っているのです。

言葉に関する脳の成長過程を見ていくと、まず最初に言葉を理解する場所であるウェルニッケ野が発達します。これは1歳すぎくらいから始まるといわれています。言葉を話すのに関係するブローカ野は、その後すこし遅れて発達します。これがだいたい1歳半くらいです。そのころは、「理解している言葉」は「話すのに使う言葉」の約10倍とされ、言葉は理解できるのにうまく話せないという何とももどかしい時期というわけです。そのため、2歳ごろは「言いたいことがあるのに言葉がうまく出てこない」ために、かんしゃくを起こしやすくなるといわれています。

ウェルニッケ野とブローカ野両方の機能が正常でも出血や梗塞、腫瘍などによって両者を結ぶ弓状束という線維が断たれると会話に支障をきたすようになります。ここの障害は、「伝導失語」と呼ばれ、相手の言葉をそのままそっくり繰り返すことができなくなります。さらに、ミカンをミタンと言ってしまうといったような、1つの音が別の音に置き換わるような錯語（音韻性錯語）が目立つようになります。

とはいっても言葉の理解力は保たれているため、自分でも自分が言っている言葉が間違っていることに気づきます。そのため、自分で正しい言葉に近づけようと言葉の修正を繰り返します。言おうとしている言葉がすっと出てこない「喚語困難」と呼ばれる現象をきたし、まわりくどい表現をすることも多くなります。

他にも、喚語困難をメインにした「健忘性失語」や復唱が比較的保たれる「超皮質性運動性失語」、「超皮質性感覚性失語」といったものがあります。

2－4　記憶のありか

〈海馬〉

海馬は記憶するのに大切な場所です。ここで新たな経験が記憶へと変換されます。海馬が注目されだしたのは、1953年、27歳のヘンリー・グスタフ・マレイソンが重度のてんかんの治療のために海馬領域のほとんどを摘出する手術を受けたことに始まります。手術後意識を回復した彼は、時間の中に閉じ込められてしまいました。手術前の出来事やそれまでに得た知識は覚えていたものの、その後新しいことを記憶することができなくなってしまったのです。もっとも研究された患者の一人といわれ、専門書などでは「HM」として登場してきます。

ただ、おもしろいことに運転技能など身体で覚えることに関しては学習することができました。でも、自分でその練習をしたこと自体を覚えていないので、本人としては何も練習をしていないのにできたという感覚に陥ったそうです。

海馬は、嬉しいことに鍛えれば、年齢を重ねても神経細胞が増えるということが分かっています。実際、記憶力を必要とするロンドンのタクシー運転手は海馬の体積が大きいとされています。

〈扁桃体〉

辺縁系の中の扁桃体は、感情の記憶に関係する場所とされています。それを示す海馬損傷の方に対して行われた心理学的実験があります。

海馬が障害されているので、当然、被験者は5分前のことを記憶していることができません。主治医の名前や顔、会ったことさえも5分もたつと忘れてしまい、覚えていないのです。そのため、毎日、主治医に会うと「はじめまして」と挨拶し、握手をします。ある日、主治医が手に針を仕込んで握手をしました。当然、被験者は痛がって手をひっこめますが、翌日になれば全くその出来事を覚えていません。ところが、主治医に「はじめまして」と挨拶はしたものの、握手だけは怖がってするのを嫌がったそうです。つまり、握手をしたときに手に針が刺さったことは忘れているのにもかかわらず、痛いと感じた嫌な感情の記憶だけが残っていたということです。

これは感情の記憶が海馬ではなく、扁桃体に蓄えられるためといわれています。

私たちが理由もなく、なんとなく怖いと感じているものの中には、3歳以前のちょっとしたことが原因となっていることがあります。というのも、小さいときは海馬が十分に発達していないため、3歳以前のことはほとんど覚えていません。しかし、扁桃体はその前に発達するので、そのときに感じた感情の記憶だけは残っていると考えられています。

逆に、先に海馬が萎縮してしまう認知症の方も何があったのかという出来事の記憶は忘れてしまうようになっても、感情の記憶は残っている時期があります。そのため、自分が何回も同じことを質問したため相手に怒られたときには、その出来事は覚えていなくても怒られたときの嫌な感情の記憶は残っていて、精神症状を悪化させる可能性があるのです。

〈その他：側頭葉など〉

側頭葉は、一般的な知識を保持する場所とされ、事実についての情報を記録しています。私たちが何らかの事実や知識を思い出しているとき、側頭葉の活動性が高くなっています。

いっぽう、エピソード記憶といわれる経験の記憶は、その出来事が起こったときに活動していた脳の部位と同じところに保存されています。たとえば、子どものころ晴れた日に田舎に出かけ、鳥のさえずりを聞きながらアイスクリームを食べたという記憶は、たった1つの場所ではなく、いろいろな感覚領域に保存されています。アイスクリームの味は味覚を処理する領域に、肌に照りつける陽射しは皮膚の感覚を処理する領域に、田舎の風景は視覚を処理する領域に、鳥のさえずりは聴覚を処理する領域にといった感じです。

でも、これらはもともと一緒に経験されたことなので、どれか1つの記憶、たとえば子どものころに食べたのと同じアイスクリームの味が引き金となって、そのときの皮膚の感覚や田舎の風景、鳥のさえずりの記憶を呼び起こし、最終的に記憶全体が再生されます。

ところが、別の人は、子どものころに同じアイスクリームを食べたときに転んでお母さんに心配されたとします。その場合は、同じアイスクリームの味が引き金となって、膝小僧を擦りむいたときの感覚や、心配そうなお母さんの顔の記憶が呼び起こされることになります。

つまり、同じものごとを体験したとしても、その人の今までの経験によって、感じ方が違う可能性があるということです。

記憶とストレス

新しいことを記憶するのに欠かせない海馬ですが、残念ながらあまりストレスには強くありません。海馬は、快や不快の感情を作りだす扁桃体とのつながりが強く、ストレスによって海馬の神経細胞が増える力が抑えられてしまうのです。そのせいでしょうか、ＰＴＳＤ（心的外傷ストレス障害）では、海馬が小さくなることが分かっています。

そのため、ＰＴＳＤになると、記憶力が落ちるのではないかとされています。というのも、ＰＴ

SDの方と健常者に文章を読んでもらって、その直後としばらく時間が経ってから内容を思い出してもらうというテストをすると、PTSDの方では、直後としばらく時間が経ってからの両方とも点数が低かったのです。

PTSDでは、頭で考えたことや他からもたらされた影響によって生じた恐怖や不安で心が占められてしまいます。そして、何か特定の刺激によって恐怖回路が活性化しすぎてしまうのです。たとえば、戦場に行ってPTSDになった兵士は、爆竹の音を聞いただけでも戦争のストレスを再体験することがあります。

PTSDになると、海馬は小さくなってしまいますが、逆に、記憶に反応して恐れや不安などネガティブな感情を引き起こす扁桃体は、過剰に活動します。さらには、その扁桃体の活動を鎮めてくれる前頭連合野の活動も低下してしまいます。過剰に働いている扁桃体が作りだした燃えさかる不安の炎を抑えるすべまでなくなっているのです。

また、今見ている何気ないシーンが引き金となって、恐ろしい視覚記憶が思い出されたり、さらには、その視覚イメージが引き金となって扁桃体が活性化し、不安や恐怖を引き起こしたりする可能性があります。というのも、恐怖症や不安状態と関係していて、特に重要とされている場所に視覚連合皮質と呼ばれるところがあるのですが、ここは海馬を介して扁桃体と連結しているのです。つまり、恐怖の条件付けがなされているのです。

では、いったん作られてしまったこの恐怖の条件付けともいえる状態が良くなったとき、脳はどうなっているのでしょう。実は、扁桃体にある強化されたシナプスが弱まるという根本的な改善は起こってはいないそうです。新しい記憶を作ることで、もとの記憶が出てくるのを抑え込んだり、禁止したりしているのだとされています。つまり、消えたと思った恐怖の条件付けは、また復活する可能性があるのです。しかも、その条件付けは、再学習しやすいため、もとの状態に戻りやすくなっているのです。

第3節　脳内の働きもの

1　相手を理解するミラーニューロン

ミラーニューロンは、他人の行動や気持ちを理解するのに関係しています。そのため、他人と良好な関係を結ぶためには重要なものになってきます。それ以外にも、新しいことを学ぶことにも関わっており、社会生活を営む上では欠かせないものです。

ミラーニューロンが発見されたのは、1996年と比較的最近です。イタリアにあるパルマ大学のジャーコモ・リゾラッティ教授らが、マカクザルの特定の動きを調べているときに見つけました。彼らは、マカクザルの脳に自分自身がエサをとるときだけでなく、実験者がエサを拾い上げるときにも同じような活動をする細胞があることに気づきました。これがミラーニューロンです。

私たち人間では、ミラーニューロンは生後12カ月ごろまでに発達します。ミラーニューロンというのは、他人の動きを見ただけで自分の動きとしてとらえます。そして、このミラーニューロンと辺縁系は、島皮質を介してつながっています。辺縁系は喜んだり悲しんだりといった感情に関係する場所です。そのため、相手の感情をまるで自分のもののように感じてしまうとされています。

また、このミラーニューロンの働きによって、私たちは相手の表情を見ると、無意識のうちにほとんど瞬間的に相手の表情をまねしてしまいます。

この反応が、かなりすばやく、私たちが「相手がどんな表情をしているのか」ということを意識するよりも先なのだそうです。つまり、私たちが笑顔でいれば、相手も気づかないうちに笑顔になりやすく、私たちが不機嫌な顔をしていれば、相手も不機嫌な顔になりやすいということです。

突然バスの停留所で誰かが笑い出したらどうなるかということを調べた実験動画を見たことがありますが、まわりの人たちは全員つられて笑っていました。私も似たような経験があります。特におもしろいことがあったわけではなかったのに、まわりにつられてしまったのです。

また逆に、「笑顔が楽しい気持ちを作る」ということも分かっています。

ドイツのオットー・フォン・ゲーリテ・マグデブルグ大学のミュンテ博士が行った実験です。[40] 左頁の女性の写真を見てください。左側は棒を横に歯で噛んで、右側は唇で縦に挟んでいます。そうすると顔の表情が左側では笑顔に似た感じになり、右側は沈うつな感じになります。この状態での脳の働きを調べました。

すると左のように棒を横に噛んだほうが、「快楽」に関係したドーパミン系の神経活動が活発だったのです。実際、漫画を読んで漫画のおもしろさに点数をつけてもらうと、笑顔を作っている（左）ときのほうが点数が高くなるそうです。

つまり、相手が楽しそうにしていると自分も楽しくなり、自分が楽しんでいると相手も楽しくなるということです。

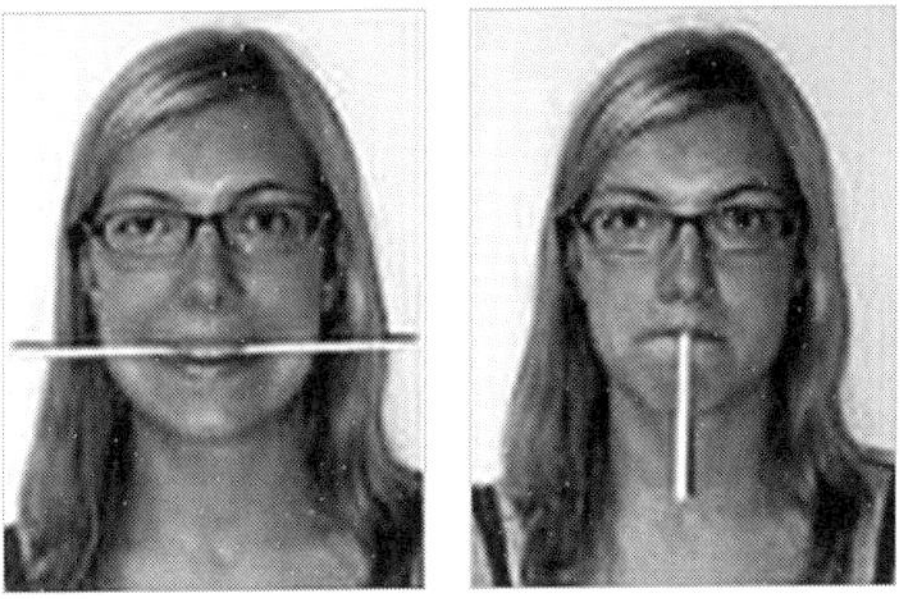

Daniel Wisewede et. al. Embodied Emotion Modulates Neural Signature of Performance Monitoring. PLoS One 4:e5754, 2009より改変

それを裏付けるかのような実験があります。

プリンストン大学の神経学者グレッグ・スティーヴンス博士とウリ・ハッソン博士が行った実験です[41]。2人の被験者がそれぞれ話をしているときと話を聞いているときの脳の活動をfMRIを使って調べました。すると、話をしている人と話を聞いている人では、同じような脳の活動をしていました。しかも、話を聞いている人が相手の話の内容に共感しているのかどうかでも脳波の同調の程度が変わってきたのです。聞き手が相手の話に共感しているほうが、より相手と同じような脳の活動をしていたそうです。

それを考えると、誰と過ごすのかが大切であることが分かります。自分の脳が相手と同調してしまうわけですから。だてに「朱に交われば赤くなる」という諺があるわけではないようです。

実は、こういったことは、ミラーニューロンの存在が分かる前から「カメレオン効果」として知られていました。私たちには、他の人の姿勢、クセ、表情を無意識でまねる傾向があります。

1999年にシャルトラン博士とバージ博士は、カメレオン効果について詳細に調べています。[42] 実験に参加した78名は「実験関係者と単におしゃべりをするよう」指示されました。実は、この関係者は「会話を通してしぐさを変える」よう指示されています。参加者と話をしている間に笑ったり、顔に触ったり、足を揺らしたりします。すると、参加者たちは、全く赤の他人である関係者のしぐさを自然にまねしたのです。相手がそういうしぐさをしているということを意識していないにもかかわらずです。これは、実験協力者が笑顔であってもなくても関係はなかったそうです。その後の実験で、まねるのは身振り手振りだけでなく、その速度もまねることが分かっています。

実際、親しい人とコミュニケーションをとっている場合、話や行動のリズムが無意識のうちに合いやすいとされています。逆に、仲良くなりたい人とコミュニケーションをとるときにリズムをあわせることで、親近感を持ってもらうことができます。ペーシングと呼ばれる手法になります。

これに関連して、理研脳科学総合研究センターの川崎真弘研究員らの研究チームがおもしろい実験結果を発表しています。[43] 他の人との無意識なリズムの同調が脳の活動にどのように関わるのかということを調べたのです。

2名の日本人被験者をペアとした合計20ペアに対して行っています。発話のリズム以外に実験に影響を与える要素を排除するため、発話の内容は意味のないアルファベットにしました。そして、2人に交互にアルファベットを発話してもらいます。

もともとこの2人の発話リズムは違っていました。ところが、交互に発話していくうちに発話リズムが同じになってきました。おもしろいことに、一定のリズムで発話するような機械が相手だと、発話リズムは同じにはならないそうです。

さらに興味深いのが、この2人の脳波です。発話リズムが同じになるペアほど脳波リズムも同じになっていたのです。言葉のリズムが合うと脳まで同じようなリズムをとっているというのは、何とも不思議な感じがします。

それ以外にも、私たちは一緒に食事をする人の摂食行動までまねをしています。食べる動作だけではなくて、相手が食べる量によって、自分が食べる量が増えたり減ったりするようです。そしてこれは、満腹でも24時間の絶食後でも変わらなかったそうです。

人をまねするこの能力は、生後2週間たったころには観察されています。そのころには、瞬きをしたり、舌を出したり、感情らしいものが顔に出たりと、顔の動きをある程度まねします。「学ぶ」という語源が「まねぶ」とあるように、このまねをするという行動は、技術の習得にはとても重要になってきます。また、それ以外の効果もあります。

聞いたことがある方もいると思いますが、相手の行動を気づかれない程度にこっそりまねしたとき、その人に対する好感度があがるということが分かっています。これは、神経言語プログラミング（NLP）という心理学でも、相互の信頼関係（ラポール）を築くための手法（ミラーリング）として紹介されています。

さりげなく相手にまねされると、相手の意見に賛同しやすくなるとされています。実際、まねをした相手が炭酸飲料のセールスマンの場合、その炭酸飲料を高く評価し、やり取り中にそれを飲む回数が増えるそうです。さらには、注文をお客の言った言葉のまま繰り返したウェイトレスのほうが、別の言葉に置き換えたウェイトレスよりもチップを多くもらったという報告もあります。

ミラーニューロンに問題があったら

残念ながら自閉症スペクトラムの方たちでは、ミラーニューロンが十分に活動していないことが分かっています。実際、成人になった自閉症の人の脳では、ミラーニューロンがあるとされる場所の大脳皮質が薄いという報告もあります。そのため、他人に対して興味がわかず、他人の気持ちに共感し、他者を理解するというのが難しくなるのではないかと考えられています。

たとえば、「あくびがうつる」といった現象は、自閉症の人たちでは少ないとされています。

２００７年にバークベック大学の千住博士らが行った実験です。[44] 子どもたちに「他人があくびをしている」ビデオを見てもらいます。健康な子どもたちは、ビデオを見ると直後にあくびの発生率が上がりました。ところが、自閉症の子どもたちは他人があくびをしているビデオを見てもあくびがうつりませんでした。しかし、この「あくびがうつる」という現象、4～5歳になるまでは起きないそうです。つまり、この現象が起きるためには、脳の「社会性」や「共感」に関係する場所が発達している必要があるということです。

そのせいか、あくびをする動物というのは、たくさんいますが、この「あくびがうつる」という現象があるのは、人間以外では、ヒヒやチンパンジー、たまに犬にもみられるものの、ごく一部に限られているそうです。

では、ミラーニューロンが活発に働いていると、どうして相手の心理を理解できるのでしょうか？　ここでいわれているのが、シミュレーション説です。私たちは、無意識のうちに観察している他者の気持ちをシミュレートすることで理解しているのではないかというのです。そのせいかもしれませんが、この「あくびがうつる」という現象、実は、自分との関係性が近く、親しいほど起きやすいそうです。

2011年にイタリアの研究者たちが世界中の100人の男女を対象に行った実験があります。[45]レストランの中や職場、待合室などでの彼らの様子を観察します。そして、ボランティアの1人にそこであくびをしてもらいます。

すると、半径3メートル以内の人が3分以内にあくびをしたそうです。そして、この「あくびがうつる」という現象、人種や性別には関係はありませんでした。

では、何が関係あったかというと2人の親密度だったのです。あくびをした人とあくびがうつった人の関係が近ければ近いほど、早くあくびがうつっていたのです。家族、友人、知り合い、他人の順番で、あくびが早くうつったそうです。

2　脳の便利屋、グリア細胞

グリア細胞は脳の中にある細胞です。脳の中には、神経細胞とグリア細胞、そしてそのもとになる神経幹細胞があります。グリア細胞には、アストロサイト（星状膠細胞）、オリゴデンドログリア（希突起膠細胞）、ミクログリア（小膠細胞）があります。神経幹細胞は自分自身を複製するだけでなく、神経細胞やアストロサイト、オリゴデンドログリアを生み出しています。それらが外杯葉由来であるのに対して、ミクログリアは骨や筋肉などと同じ中胚葉由来と起源が異なっています。

以前は、神経細胞が緻密な脳のネットワークを作り、脳の中心的な役割を果たし、グリア細胞はこれらを補佐する脇役と考えられていました。ところが、最近になってこのグリア細胞の働きが見直されてきました。

神経細胞に栄養を運んだり、脳の中をチェックしていらなくなったものを処理したり、神経細胞どうしの連絡を助けたりと重要な働きを担っていることが分かってきたのです。

〈アストロサイト〉

アストロサイトは、哺乳動物になって初めて現れる細胞です。神経細胞を支える物質や神経幹細胞の複製に重要な因子を作り出します。これは、神経細胞に必要な栄養やイオン環境を整えたり、脳の血流を増やすだけではなく、神経細胞の数を増やすのにも重要な役割を果たしています。

このアストロサイトに異常をきたす病気の一つにアレキサンダー病があります。非常に珍しい病気で、現在のところ治療法は見つかっていません。日本でも50人ほどがこの病気にかかっているとされています。この病気にかかると、精神機能や運動機能の発達が止まったり、いったん発達した精神状態が幼い状態に戻ってしまう退行といった症状が現れたりします。それ以外にも麻痺や痙攣《けいれん》、頭が大きくなるといった症状が出現します。

〈オリゴデンドログリア〉

オリゴデンドログリアは、神経細胞の情報伝達を助けます。神経細胞には、情報を受け取る突起（樹状突起）と情報を送り出す突起（軸索）があります。オリゴデンドログリアは、神経細胞の軸索に髄鞘（ミエリン）と呼ばれる神経細胞の軸索を包む鞘を作っています。それによって、神経細胞は他の神経細胞に情報を速く伝えることが可能になります。軸索は、鞘と鞘の切れ目を跳んで情報を伝える跳躍伝導と呼ばれる方法で情報を伝達しています。

主に中枢神経の髄鞘が障害されて生じる病気が多発性硬化症です。髄鞘は、脳や脊髄といった中枢神経だけでなく、脳神経や末梢神経にもありますが、こちらはオリゴデンドログリアではなく、

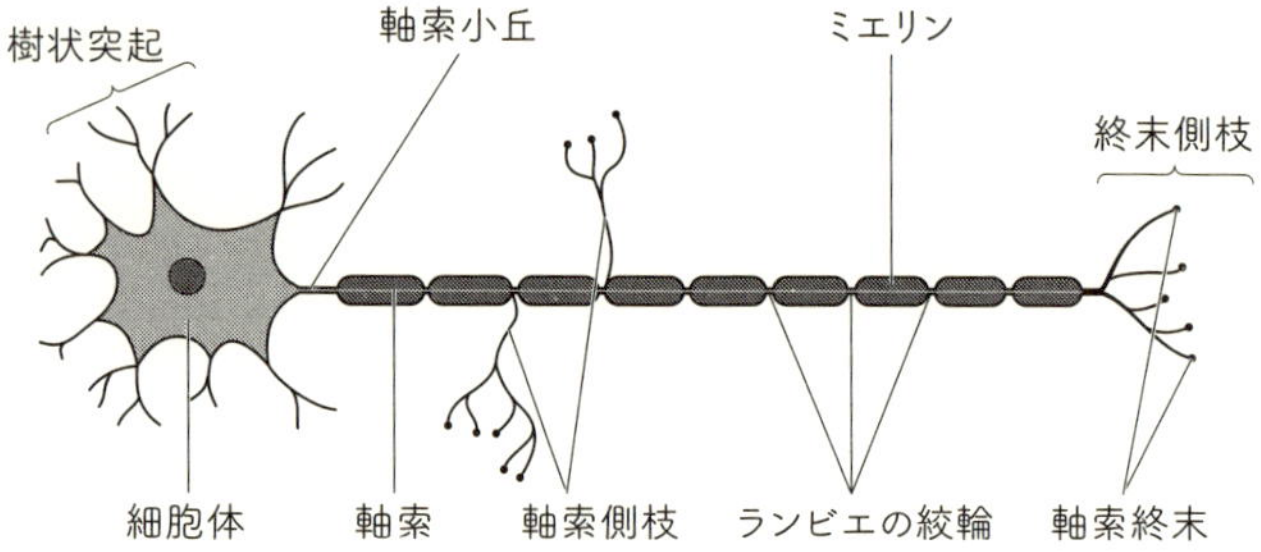

シュワン細胞が担当しています。唯一の例外が脳神経の一つである視神経です。そのため、多発性硬化症では、目が見えにくくなるといった目の症状もよく現れます。

〈ミクログリア〉

ミクログリアは、通常は突起をたくさん伸ばして周囲の細胞に触れ、異常がないかを監視しています。神経細胞に異常が起こると形を変えて、神経細胞の修復を助けるような成長因子を放出します。さらに、腫瘍細胞や細菌を殺すような分子を出したり、死んでしまった神経細胞や他の細胞を食べて、脳内の清掃をする働きもあります。

日ごろから脳の中の検査・検診、触診を行い、修復を助けることから、脳の中のお医者さんともいわれています。神経細胞どうしのつなぎ目であり、情報伝達に重要な役割を果たすシナプスにおいては、1時間に1回、5分間の点検を行っているそうです。さらに、悪いところが見つかった場合には、1時間ほど時間をかけて精密検査をするというから驚きです。

ただし、自閉症の人や慢性の強い痛みがあるときには、ミクログリアが活発に働きすぎていることが分かっており、病態と関係があるのではないかと考えられています。

3　気分を作る神経伝達物質

神経伝達物質は、神経細胞どうしが情報のやり取りをするのに必要となる重要な物質です。現在は50種類以上の神経伝達物質が存在することが分かっています。その中で働きが分かっているものがおよそ20種類。中でも、ドーパミン、ノルアドレナリン、セロトニン、オキシトシンは行動に直結してきます。

〈ドーパミン〉

ドーパミンは、神経細胞どうしが情報のやり取りをするときに、その情報を強めるようにも弱めるようにも働く、非常に興味深い神経伝達物質の一つです。多くのその他の物質が情報を伝えるときにおおげさに言うか、はしょって言うかのどちらか一方をしているのに対して、ドーパミンは相手によってどちらもするといったイメージでしょうか。

もともとは、快楽をもたらすということで知られていたドーパミンですが、本来の役割は、私たちの行動を促し、目的を達成したり、最悪の事態を免れたりするためにあるのではないかといわれています。実際、体の動きや注意・学習・やる気・気分といった高次機能など、いくつかの重要な機能に関係していると考えられています。

コネティカット大学の心理学者ジョン・サラモーネ教授が行った実験です。[46] ラットの前にひと山のエサを置き、小さなフェンスの向こうにはその倍の量のエサを置いて、ラットの行動パターンを調べました。すると、正常なドーパミンのラットがエサを得るためにフェンスを越えるのも厭わないのに対し、ドーパミン濃度の低いラットは、ほぼ毎回、簡単なほうを選択しました。つまり、苦労をしてたくさんのエサを得るよりも、目の前のわずかなエサを選んだのです。やる気がないのです。

ヴァンダービルド大学のチームが行った「行動的な人」と「怠け者」の脳を比べた実験があります。[47]それによると報酬のために労を惜しまない行動派では、線条体と前頭前皮質というやる気と報酬に影響を及ぼす2つの領域のドーパミン濃度が高いことが分かりました。

ところが、いっぽうでドーパミンが多すぎると幻覚などの精神症状が起きたり「チック」や「トレット症候群」と呼ばれるような発話や運動がコントロールできなくなったり、無意識に変な恥ずかしい行動をとったり口走ったりするといった症状をきたします。

また、ドーパミンが不足する病気がパーキンソン病です。パーキンソン病は、中脳の黒質にあるドーパミン産生細胞が徐々に減ってしまう病気です。この病気になるとふるえが出現してきたり、動作がゆっくりになったり、筋肉が硬くなったり、姿勢を直すのが難しくなったりします。それ以外にも、2つの動作を同時に行うことが難しくなったり、自由なリズムをとることができなくなります。

〈ノルアドレナリン〉

ノルアドレナリンを分泌する神経は、脳幹の青斑核と呼ばれる場所にあります。この神経は眠っているときには、ほとんど活動していません。いっぽう起きているときにはずっと活動し、前頭前野にノルアドレナリンを分泌し続けます。

このノルアドレナリンは、ストレスによって増え、前頭前野に逆U字型の影響を与えるとされています。眠りから目が覚め、ストレスが増え始めるとともに分泌されるノルアドレナリンの量が増え、前頭前野が活性化していきます。ところが、過剰なストレスによってノルアドレナリンの量が増えすぎるとその上昇の度合いに伴い、前頭前野の活動が低下してしまうのです。

〈セロトニン〉

セロトニンは、ドーパミンやノルアドレナリンの暴走を抑え、心のバランスをとるのに必要な物質です。そのため、セロトニンが不足すると精神のバランスが崩れやすく、うつ病や不眠症などの精神疾患をきたしやすくなります。たとえば、セロトニンが足りないとイライラしたり、眠れなくなったり、不安を感じたり、痛みに対する感受性があがったりします。場合によっては、お酒や薬を乱用するようになったりもします。

実際、うつ病の人では、神経細胞どうしのつなぎ目にあるシナプスのセロトニン濃度が低いことが分かっています。そのため、うつ病の治療薬は、種類によって作用する場所は違うものの、セロトニンが増えるように働いています。
適切な量のセロトニンがあることで、ストレスに強くなり、よく眠れたり、朝から身体が活性化したり、冷え性を改善したりするだけでなく、若々しくキレイでいられるとされています。
セロトニンは、それ以外にも血圧、消化、体温など身体機能にも関係しています。

〈オキシトシン〉

オキシトシンは、「幸せホルモン」としても注目されています。この物質は以前から子宮を収縮させて出産を促したり、授乳するときの刺激によって母乳を作り、母乳を出すのを促進させる物質として知られていました。ところが、最近になって、それ以外にも扁桃体をはじめとする社会脳領域を介して社会行動、特に「信頼を基礎とするあらゆる人間相互活動」にも影響を与えることが分かってきました。人への親近感・信頼感を増やしたり、ストレスを軽減して幸福感が得られるという効果もあるそうです。
２００５年には、スイスのチューリッヒ大学経済学研究所のコースフェルド博士らが、健康成人男性へのオキシトシン投与により「他人への信頼」が増加すると報告しています。

このオキシトシンですが、ドーパミンやセロトニンとの関係が深いことが分かっています。セロトニンの神経細胞にオキシトシンの受容体があり、オキシトシンが分泌されるとセロトニンも活性化してきます。また、オキシトシンを分泌している神経は、ドーパミン神経によって周囲を取り囲まれています。そして、ドーパミンが放出されると、その刺激でオキシトシンも連鎖的に分泌されます。

このオキシトシンですが、最近は自閉症との関係でも注目を浴びています。

２０１０年フランスの認知・社会神経科学センターの研究者たちが発表した実験です[48]。高機能自閉症またはアスペルガー障害を持つ13人を対象に、オキシトシンの効果を調べています。オキシトシンを吸入するグループと吸入しないグループに分け、「ボールをパスする仮想ゲームを行う」「人の顔写真を見る」という2つの実験を行いました。

すると、オキシトシンを吸入したグループでは、人の顔を見たときにより目に注意を払います。目は社会的な情報を含む部位とされ、私たちは顔の中でも目を見てその人個人やその人の感情を判断すると考えられています。また、3人の架空のパートナーの誰かにボールをパスするというオンラインゲームにおいても違いがみられました。

健常人は3人のプロフィールを気にして、ボールを渡す回数に差が出るのに対し、被験者たちはほぼ同等に3人にボールを渡しました。ところが、オキシトシンの吸入後はボールを渡す回数に差が出るようになったのです。オキシトシンによって社会的な手がかりを心に留めやすくなった。つまり社会性が向上したということです。

しかし、残念ながら現代は、パソコンの普及をはじめ、さまざまな自動化が進んでいるため人との関わりが少なくなり、オキシトシンが分泌されにくい社会になってきているのではないかということが指摘されています。というのも、オキシトシンは、家族団らんの時間を持つことや夫婦や恋人、ペットと触れ合うこと、感情を素直に表現すること、親切を心がけることによって分泌が増えるのです。

もっとも脳が育つ幼少期には特に家族との触れ合いは大切だとされています。いかに家族との触れ合いが大切なのかを示す実験を紹介します。

１９５０年代終わりから１９６０年代初めにかけて行われたものです。生後すぐから21日間、毎日子どものラットをケージから出して、15分間だけ母親から隔離したところ、行動と性質に生涯にわたる変化が生じたそうです。[49]

どういう変化かというと、隔離を経験したラットはストレスに対して強かったそうです。えっ!! 逆じゃない⁇　隔離されたのにどうしてストレスに対して強くなるの？って思うかもしれませんが、その答えは子ラットと一緒にいるときの母親の行動にあります。[50]

というのも、隔離された子ラットの母親は、子ラットに対してリッキング（なめる）やグルーミング（毛繕い）を行う頻度が高かったのです。母親から隔離された子ラットがケージから出されている間、ヒトには聞こえないけれど母ラットには聞こえる超音波領域の声で鳴き、それを聞いた母ラットが熱心にそのような行動をとるのではないかと推測されています。まるで、赤ちゃんが大声で泣いたときに人間の母親が一生懸命あやすように。

ただ、もちろんラットにもリッキングやグルーミングを行うかどうかに関して個別差はあります。そこで、実際どちらがストレスに関係しているのかということが問題になると思います。隔離なのか？　母ラットの態度なのか？

神経科学者のマイケル・ミーニーが行った実験にその答えがあります。[51]母ラットのリッキング頻度が高かった子ラットと低かった子ラットが成人したときのストレスの反応を調べています。

母ラットが頻回にリッキングをしていた子ラットは、ストレスに強く、好奇心が強く、穏やかで、精神的に安定し、進んで新しい環境を探索したそうです。いっぽう、無関心で子どもをかまわない母ラットに育てられた子ラットは、怖がりでストレスに弱く、精神的に弱いラットに成長しました。些細なストレスに恐々とし、簡単に驚き、慣れない場所を怖がり、初めての状況に直面すると恐怖で身をすくめ、探索の意志がなかったそうです。


これがラットではなく、人間であったらどうでしょう。

「子どもは社会的、精神的発達を正常に行うためには、少なくとも1人の養育者と親密な関係を維持しなければならない。それがないと子どもは社会的、心理学的な問題を抱えるようになる」といわれています。この養育者との間の「絆」のことを「愛着（アタッチメント）」といい、この理論はアタッチメント理論（愛着理論）と呼ばれています。この理論は、20世紀中ごろにジョン・ボウルビィ博士によって確立され、その後もいろいろと研究されています。

ボウルビィ博士は、愛着（アタッチメント）の発達を次の4つの段階に分けています。

第1段階である生後3カ月くらいまでは、自分と他者（養育者）とをきちんと区別できないといわれています。養育者との間に特別な愛着はまだ形成されず、誰に対しても同じように泣いたり微笑んだりします。

第2段階は、生後3カ月をすぎたころから6カ月ごろまでです。自分の面倒をよくみてくれる何人かの人に対して、よく微笑んだり、見つめたりと特別な反応を示すようになります。代わりにそれ以外の人たちに対しては、排斥がちになってきます。

第3段階は、生後半年をすぎたころから2、3歳ごろまでの期間です。このころになると母親とそれ以外の人をはっきりと区別するようになり、人見知りが始まります。母親を安全基地として、母親から一定の範囲内では、安心して行動したり探索したりするようになり、母親からの距離は次第に遠くなっていきます。

第4段階である3歳をすぎたころから、母親にも意図があるのだということをある程度理解できるようになってきます。自分から立ち去る母親は、用事が済めば自分の所へ戻ってきてくれることが分かるようになるため、身体的接触を必要としなくなり、協調性が形成されてゆきます。

主たる養育者が子どもが動揺するときに常に応え、快適に感じさせることができた場合、正常に愛着が発達していきます。そうすると、子どもは必要なときは重要な人々が応えて、手を差し伸べてくれるという信頼の基盤を固め、発展させることができます。

身近な人が快適さを常に与えてくれると感じている子どもはやがて、世界は善意の人々がいるすばらしいところだと認識するようになります。当然、実りある人間関係を築きやすくなります。

さらには、そういった子どもは、ものごとを楽観的にとらえられるようになるといわれています。何事が起きてもきっと対処できると考える傾向が強く、ストレスを感じにくいのです。そして、子どものときにかけがえのない存在として愛されていたため、自分が強く、有能であり、愛される存在であると感じやすくなり、自分自身を他人に認めてもらう必要もありません。

乳幼児のときほどではありませんが、大人になってからでも脳は育ちます。自分にとって重要な人との関わりの中で、「自分がどういう状態であっても認められる」ということを経験するのが大切なのかもしれません。

4　変化する脳

〈脳の可塑性〉

すでに軽く触れてはいますが、脳の可塑性というのは、よく使う経路は強化され、使わない経路は廃れていくという現象です。神経回路が完全に出来上がっていない子どものうちは、脳の中での役割変更も起こりやすいのですが、大人になると脳の機能を違うものへと置き換えることは難しくなってしまいます。

このように外からの刺激によって、脳の中で覚えたり感じたりする神経回路が集中的に作られたり、回路の組み換えが盛んに行われる時期を臨界期といいます。

昔は、臨界期をすぎた大人の脳では、神経細胞は減るいっぽうで増えることはなく、再配列もしないと思われていました。ところが、最近になって子どものときほどドラマチックな変化は起きないものの、大人になってからでも変化は起きることが分かってきたのです。

臨界期は、もっとも感性豊かな時期で、何かを学習するには最適です。一般的に言葉の臨界期は6カ月～12歳。絶対音感は３歳～９歳前後といわれています。

１９８１年にノーベル医学賞を受賞したウィーゼルとヒューベルが始めた子猫の実験は実に衝撃的です。[52] 子猫の片目を一時的に遮断します。すると、遮断するのをやめた後も、脳の視覚野の神経細胞は遮断した目に反応しなくなってしまいます。しかも、その子猫の行動観察をすると遮断した目は実際、見えなくなっているそうです。

もともと目が悪かったわけでも、脳に問題があったわけでもなく、ただ単にその目に刺激がいかなかっただけです。しかも一時的に。それでも適切な時期に刺激がないことでそうなってしまうのです。

さらには、縦縞しか見えない環境で子猫を育てるとその子猫は横縞が見えなくなってしまいます。縦縞によく反応する神経細胞は増えるのですが、横縞に反応する神経細胞は減ってしまうのです。だから、床に棒が落ちていたりしたら、その棒が見えないため、つまずいて転んでしまいます。それくらい脳が発達する時期にどういう環境に身を置くのかというのは大切ということです。

ところで、私たち人間にとっての脳が育つ豊かな環境とは単なる物質的な豊かさを指しているのでしょうか？　赤ちゃんの行動範囲を考えてみても、物質的な豊かさというよりは両親の皮膚に触れる感覚や自分の視界に入る微笑みかけてくれる顔、話しかけてくれる声というものになるのかもしれません。

では、実際に人における脳の可塑性の例をみていきましょう。視覚障害者でも点字に熟達した人と、そうでない人とでは脳の働きが違っています。

点字に熟達した人では、触覚を司る脳の領域を調べると、点字で使う指は、使わない指に比べて、脳の領域に占める割合が大きくなっています。これはもともとその指の占める範囲が大きいというわけではありません。というのも、同じ指であっても点字に熟達している人は、点字を習熟していない人と比べると脳の広い領域を占めています。また、点字を読むためには、より繊細に点字を読むために使う指を動かす必要があります。そのため、運動野においても当然、点字に使う指の占める割合は大きくなっています。

それ以外にも点字熟達者では、脳に大きな変化をきたしています。1996年定藤教授らは、点字熟達者が点字を読むときに視覚野を使っていることを脳の機能を調べるポジトロン断層法（PET）を用いて証明しました[53]。本来、見ることに使われる脳の領域までも点字を読むことに使っているのです。その裏付けとなるのが、コーエン博士らが行った実験です。点字熟達者の視覚野を経頭蓋刺激により一時的に機能を落とすと、点字が読めなくなったのです[54]。

最近まで、視覚野を点字を読むために使えるほどに脳を変化させることができるのは、だいたい14歳までと考えられていました。この定説をくつがえしたのが、ハーバード大学のアルパロ・パスカル＝レオーネ教授です。彼は、遅い時期に視力を失った人たちの脳の可塑性が限定されるのは、年齢のせいではなく、視力喪失の過程が比較的ゆっくりしているからではないかと考えました。わずかに残った視力に全力で視覚野が対応し、むしろ視覚野とのつながりを強化しているため、再配線が起こりにくいのではないかというのです。[55]

そのことを証明するために次のような実験をしています。目が見える成人に行った目隠し実験です。被験者は5日間連続して目隠しして過ごします。そして、その前後でfMRIをとります。その結果、わずか5日間、刺激が全く届かなかったことによって視覚野は新しい仕事を見つけたことが分かりました。実験前には触覚や聴覚刺激に全く反応しなかった視覚野が触覚や聴覚刺激に対して反応するようになったのです。

パスカル＝レオーネは以下のように述べています。「通常の視力であれば、視覚野にとって理想的な感覚入力は視覚入力だけである。だが、視覚入力がなくなったら、視覚野は次善策となる入力を扱おうとする。脳は休眠していることに耐えられないのだ」

つまり、大人になったからといって、脳の可塑性が働かなくなるというわけではないということです。

しかし、このような脳の可塑性にも長期的なものと短期的なものがあります。たとえば、何かを習得しようとして練習しているときのことを考えてください。しばらく練習すると少し上手になります。ただ、そこで練習をやめてしまうと当然またもとの状態に戻ってしまいます。ところが、同じ練習を長い間行ってコツをしっかりつかんだ場合はどうでしょう？　ちょっと休んだからといって、もとの状態になったりはしません。ちゃんとコツは覚えたままです。

このように、脳にも何かの刺激によって一時的に生じる変化とほぼ永久的に生じる変化がありま す。ふだん、楽器を演奏しない人たちに対して行った実験があります。右手で複雑なパターンの旋律を電子ピアノで弾いてもらいます。これを1日2時間、5日間連続で練習します。すると、かなり上手に弾けるようになります。

そのときの脳の活動を調べると、練習の後では練習前と比べて右手指の運動に関係する脳の領域が拡大したそうです。ただ残念なことに、この脳の変化は翌日には消え、前日の練習前と同じ状態に戻ってしまいます。つまり、脳の変化は一時的なものだったのです。

ここからが、この実験のおもしろいところです。この被験者たちを2つのグループに分けます。半数はピアノの練習を一切やめます。そして、残りの半数は、同じパターンを1日2時間、月曜日～金曜日まで、4週間にわたって練習してもらいます。

当然、練習をやめたグループでは、右手指の運動に関係する領域は、実験前と特に変化はありませんでした。ところが、4週間練習を続けたグループでは、違っていたのです。彼らは、最初のときと違い、2日間休んだ後の月曜日の練習前であっても、右手指の運動に関係する領域が大きいままでした。最初は、一時的な脳の変化だったものが、積み重ねによって、より長期的なものになったということです。

共感覚

多くの人では、大人になるにつれ五感も専門性が決まり、1つの感覚受容器が1つの感覚を担当するようになります。ところが、中には完全には担当が分かれていない人たちもいます。それが共感覚と呼ばれるものです。

これは、持っていない人からすると、とても不思議な感覚です。

私がその存在を初めて知ったのは、10年ほど前です。共感覚を持つ数学者ダニエル・タメットが書いた『ぼくには数字が風景に見える』というタイトルの本を本屋で見かけたのです。共感覚を持ち合わせていない私にとっては、このタイトルからして全く意味不明でした。

共感覚というのは、この本の題名にもあるように数字が色に見えたり、単語に味を感じたり、味が見えたり、音楽に色が見えたりと視覚、聴覚、触覚、味覚、嗅覚といった感覚が混ざり合ってしまう状態をいいます。といっても、共感覚のない人にはピンとこないですよね。

でも、持っていない人からすると不思議な共感覚、実は赤ちゃんのときにはみんな持っていたのではないかともいわれています。というのも、最近の研究の結果から光や分子、音波などあらゆる刺激はもともと2つ以上の感覚で認知される可能性があるらしいのです。つまり、目から入ってきた光の刺激から映像を見るだけでなく、音を聞いたり、肌で感じたりすることができていた可能性があるということです。

ただ、脳の成長に伴って、よく使う経路は発達し、使わない経路は廃れていきます。その結果として、視覚刺激に反応するよう領域は音によって反応することは少なくなり、ますます視覚情報のみが届くようになるというわけです。

これは、外から入ってくる刺激をすばやく識別し、攻撃から身を守る手段として発達するのではないかと考えられています。いちいち見ているものに音や香りを感じていたら、情報が多すぎて、判断に混乱をきたして、とっさの行動がしにくくなってしまいます。

そして、実は、この共感覚、意外と持っている人が多いのではないかともされています。ただ、その話をしても変な人と思われるとか周りに理解されないといった理由で、わざわざ他人にその話をしていないだけなのです。私の周りにも共感覚を持っているけど誰にも言わなかったという人が何人もいます。特に芸術家では、この共感覚を持っている人が多いそうです。作家ウラジミール・ナボコフもアルファベットの文字の音に異なる色や質感を感じていたといわれています。独特の豊かで個性的な感性が情感豊かな表現を生み出すのかもしれません。

持っていない身からするとちょっと味わってみたい気もしますが、そのいっぽうで、場合によってはこの共感覚は、生活を難しくする場合もあるようです。数字が色に見える人の場合、違う色で数字が書かれていたりすると何とも不快な感じがするそうです。生活の中に数字は溢れています。しかもいろんな色がついて。いちいち不快に感じていたら大変ですよね。

脳の可塑性によって生じる問題

残念ながら、脳の可塑性には良い側面ばかりあるわけではありません。脳の可塑性のせいで辛い思いをする場合もあります。その例が、すでに切断してしまってもうないはずの腕や足が存在しているように感じる幻肢と呼ばれる現象です。腕や足を失った人の80％もの人にこの現象があるといわれています。

最近の脳機能画像研究によって、こういった現象が生じる原因として、脳の機能再構築が考えられています。たとえば、腕を切断された人では、脳の第一次感覚野で腕の隣に位置する口／顔の領域が拡大してきています。腕がなくなって使わなくなったので、そこへ情報を伝える線維は廃れ、代わりに口／顔の領域へと延びるようになってしまったのです。

こうなると、口や顔への刺激がなくなった腕や足の痛みとして感じることがあります。これを幻肢痛といいます。

このないはずの腕（幻肢）をうまく動かせるようになると変化してしまった脳の領域がもとに戻り、幻肢痛が軽減されるという報告があり、リハビリテーションによる治療に導入されています。

脳の可塑性があだとなったもう1つの例が、食事のときに涙が出るという現象です。顔面神経麻痺の後に起こってきて、ワニが食事をとるときに涙を流すことにちなんで「クロコダイルの涙」と呼ばれています。この現象は、顔面神経麻痺が回復する過程において、唾液腺へいく神経と涙腺にいく神経が、方向を誤って混線するために起こるとされています。

第2章

資質からみる自分の脳

第1章では、脳の全体像と各部位の機能についてみてきました。しかし、ふだんの私たちの生活では、どこかの脳の部位が単独で働いているということはほとんどありません。いろいろな場所が複合的に働いています。

第1章でも触れましたが、私たちが自分ではっきりと認識できるのは左の前頭前野でとらえている情報です。そこで、この章では、私たちの顕在意識の代表として左前頭前野の活動性を中心に、社会生活を営んでいく上で必要になってくる資質と脳の関係を説明してみました。

この章を通じて、自分の資質から自分の脳の状態を推察してみましょう。

第1節　左前頭前野が重要となる資質

左前頭前野が重要となってくる資質には、思考・計画などを特に必要とする問題解決能力、継続力、記憶力、自己管理力、決断力、論理力、計算能力があります。それぞれについて、詳細にみていきましょう。

1　問題解決能力：左前頭前野、空間認識、言語野

問題解決能力というのは、ＯＥＣＤ（経済協力開発機構）生徒の学習到達度調査（ＰＩＳＡ２０１２）によると「解決方法がすぐには分からない問題状況を理解し、問題解決のために、認知的プロセスに関わろうとする個人の能力であり、そこには建設的で思慮深い一市民として、個人の可能性を実現するために、自らすすんで問題状況に関わろうとする意志も含まれる」と定義されています。[56]

なんだかこう書かれちゃうとややこしいですね。つまりは、問題解決能力には、簡単には解決できない問題について分析し、解決に向けての計画を立て実行する能力だけでなく、その問題に積極的に関わろうとする意思も含まれるということです。

私たちが何か困難な問題を解決しようとしたときは、次の４つの段階を踏んでいます。

第一段階は、問題の探究と理解です。問題となっている状況を観察し、情報を探ってその本質を見極め、制約もしくは障壁を見つけ出すことです。与えられた情報及び問題状況を通じて、見つけ出した情報を理解します。

第二段階は、表現と定式化です。問題となっている状況のいろいろな側面を表やグラフ、記号、言語を使って表現します。問題要素とその相互関係による仮説を立てます。それにより、問題の全体像を把握します。

第三段階は、計画と実行です。最終的な目標とそれに向けての小さな目標を設定し、問題を解決

するための計画または方法を決定して、それに従い実行します。

第四段階は、観察と熟考です。問題解決へ至るそれぞれの段階や過程を観察します。途中経過を確認し、想定しないことが起こったとき、必要な処置を行います。解決するための方法をさまざまな観点から熟考し、想定や別の解決策を批判的に評価します。他に必要となる情報や明らかにしておくべきことがないかを判断し、進捗状況を適切な方法で報告します。

これらを行うためには、思考・分析・計画に関係する左の前頭前野がもっとも重要であることはいうまでもありませんが、思考・分析し、それを表現していくにあたり言語野が十分に働いている必要があります。また、状況の全体像を把握し、分かる形で視覚化するためには空間認識も必要となってくるでしょう。

いっぽうデフォルト・モード・ネットワークが過剰に働いてしまうと無意識のうちにネガティブな方向にくよくよ考えてしまう可能性があり、問題を客観的に考察するのが難しくなってしまうかもしれません。

2　継続力：前頭前野（前頭極）

継続は力なりという言葉もあるように、何かを成し遂げようとしたときに諦めずに続けることは大切になってきます。この継続力には、前頭前野の一番前にある前頭極と呼ばれる場所が関係していると考えられています。

国立精神神経センターの細田博士らが行った2つの実験です。[57] 1つ目が英語の能力をあげたいと強く望む大学生47名に、毎日の学習を4カ月してもらうというものです。47名のうち4カ月続けられたのが約半数の24名。23名は途中で挫折しました。

もう1つが大学生61名に対して行った計画立案と計画遂行をみるハノイの塔7段課題です。ハノイの塔7段課題というのは、3本の杭と中央に穴のあいた大きさの異なる7つの円盤からなるパズルゲームです。最初は全ての円盤が小さいものが上になるように順に左端の杭に積みあげられています。円盤を1回に1枚ずつどれかの杭に移動させることができますが、小さな円盤の上に大きな円盤をのせることはできません。全ての円盤を右端の杭に移動できたら完成です。こちらもやり遂げられたのが約半数の32名。29名は途中で挫折しています。

ハノイの塔7段課題

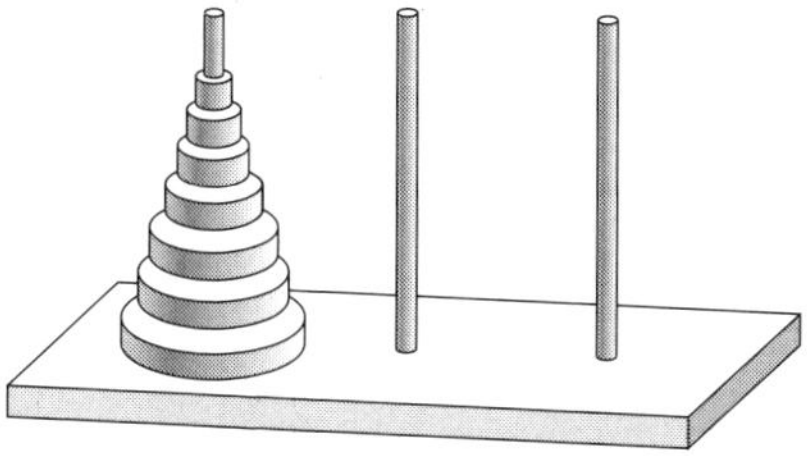

そこで、これらの2つの検査で課題をやり遂げられた人の脳と途中で挫折した人の脳を調べたところ、課題をやり遂げた人は前頭極が発達しており、そこに向かう神経線維も一定方向でそろっていたのです。そして、1つ目の実験で、4カ月英語学習を継続した人はその間に前頭極の体積が増えていることから、この能力は生まれつきのものではなく、後

から備わったものではないかとされています。

ただ、前頭極のみの障害では、通常の前頭葉に関連した認知機能を調べる検査で異常はみられず、感覚や運動、記憶などにも問題はありません。このことからこの部位はいろいろな外からの情報や自分の中にある意図、記憶を統合・調整して、行動の優先順位を決めたり、次にやるべき目標をきちんと記憶して行動をやり遂げる機能があるのではないかとされています。

継続力には、やる気に関係するドーパミンも関係しています。ただ継続するという観点から考えると、最初からやる気を一気にたくさん出すというのも考えものです。最初のモチベーションがあまりに高いとき、つまりドーパミンを一気に出してしまうと次のときに分泌されるドーパミン量との落差が大きくなってしまいます。そうすると、モチベーションが下がり、結果的に三日坊主になる可能性があるのです。

3　記憶力：海馬、ワーキングメモリー、辺縁系、側頭葉、五感、被殻

脳科学の世界では、学習とは、過去の経験により神経系が変化し、それに伴って行動が変化することを意味し、記憶とは、過去の経験による変化が持続していることを意味しています。

私たちの記憶は、複数の段階を踏んで作られるとされています。

①情報の選択

私たちは、ふだんの生活で、膨大な情報にさらされています。そのため、接した情報全てを覚えていることはできません。なので、のちのち役に立ちそうな情報だけを選び、それ以外は見過ごされます。特に意識しない限り、1秒程度で情報は失われるとされています。この1秒程度の記憶が感覚情報保存（感覚記憶）と呼ばれるものです。

この過程で失敗すると重要な情報を見落とすことになります。

②情報を寝かせる

最初の段階で選ばれた情報は、短期記憶や同時に複数の処理をするときに働くワーキングメモリーとして保持されます。記憶として持ち続けられるのが、だいたい15〜30秒程度。これが何回も繰り返されることによって分単位〜年単位の長期記憶として、それに関連した過去の記憶と関連付けられて貯蔵されます。この短期記憶から長期記憶への移行に関係しているのが、海馬の長期増強（LTP）と呼ばれるものです。そのため、海馬に障害を受けると数分前のことすら思い出せなくなります。

海馬の手術を受けたHMさんは、まさしくこの機能が障害されてしまいました。新しいことを全く記憶に残しておくことができなくなったのです。1秒に1数字ずつのスピードで単調に聴覚的に提示して、同じ順序で繰り返してもらった場合（順唱）と逆の順序で繰り返してもらった場合（逆唱）を調べたところ、７桁の順唱と５桁の逆唱が可能でした。つまり、①の情報の選択には問題がなく感覚記憶は保たれていました。会話を続けたり、文を言い換えたり、暗算を行うことができ、知的能力は保たれているように見えたようです。それなのに、５分前のことは全く思い出せなくなってしまったのです。ちなみに、成人における順唱の平均は８（５〜12）、逆唱の平均は８・３（４〜13）となっています。[58]

手術数年前からの記憶はないものの、それ以前のことはとてもよく思い出すことができ、性格も手術前と変わりませんでした。新しいことを覚えられないという自覚もあり、「毎日が全く独立している。どんなに楽しいことがあろうと、どんなに悲しいことがあろうと…まさに今、何か間違ったことをしたり、言ったりしなかっただろうかと思っている。なにしろ、今この瞬間ははっきりとしているが、直前に何が起きたのか分からないのだ。これが私を悩ませている。まるで夢から覚めたときのようで、全く何も思い出せない」と言っていたそうです。

実際、直前に起こったこともすぐに忘れてしまうために、簡単に飽きることはなかったようです。同じ雑誌を何回も読み、同じ冗談で笑い、それらを毎回新鮮で初めてのものとして受け止めていたのです。

短期記憶を長期記憶にするＬＴＰを促すには、繰り返すことが大切なのはもちろんですが、それ以外にもアウトプットすること、感情、興味が重要とされています。長期記憶となったものも繰り返さなければ、すぐに忘れていってしまいます。同じことを繰り返すことにより、一時的な長期記憶から何年経っても忘れないような強固な記憶へと変わっていくのです。

長期記憶は、その記憶の内容によってエピソード記憶、意味記憶、手続き記憶（非陳述記憶）に分けられます。エピソード記憶と意味記憶をあわせて陳述記憶とも呼びます。

陳述記憶は宣言的記憶とも呼ばれ、事実と経験を保持するものです。イメージや言葉として意識的に内容を思い出して、その内容を語ることができる記憶のことです。それに対し非陳述記憶というのは、意識的に内容を思い出すことができない記憶で、言葉などでその内容を語ることはできません。

エピソード記憶というのは、ある期間と場所での出来事についての記憶です。幼いころにあった出来事など人生の個人的な経験の記憶などがそうです。そのため、特に覚えておこうと意識しなくても、自然に覚えていて、忘れにくいという特徴があります。この記憶には、前頭前野（特に左）も関わっているとされています。ここが障害されると新たな情報は学べても、系統だてて学べない傾向があります。第1章でも触れたように、この記憶は音の記憶であれば聴覚野といったように、それを経験した場所に保存されています。

意味記憶というのは、時間や場所に依存しない事実や知識についての記憶です。生まれて最初に覚える母国語やその後に覚えていくさまざまな知識もこの意味記憶にあたります。これは側頭葉に保存されています。

手続き記憶というのは、日常生活動作や手仕事など意識しなくても使える身体で覚えているものです。たとえば、自転車の乗り方、楽器の演奏などが手続き記憶にあたります。これは大脳基底核の中の被殻と呼ばれる場所に保存されています。

③ 想起

現在起きている出来事によって、保持されている適切な記憶（たとえば次にとるべき行動を導くような情報）が思い出されます。この段階で失敗すると、喉まで出かかっている名前や単語が出てこなくなります。

④ 変化

私たちが過去に起こった一連の記憶を思い出すとき、脳は断片的な記憶を集め、その一連の記憶をもう一度構築していきます。そのため、思い出すたびに、記憶は新しい情報と合うように少しずつ修正されています。この再構築作業は往々にして間違いを起こし、思い出すときに記憶の一部をすり替え、事実とは違った記憶が作られます。

アメリカで事件捜査にＤＮＡ鑑定の導入によって冤罪が証明された最初の２５０人のうち、75％もが誤った目撃証言によるものだったそうです。目撃証言をした人たちは、もちろん自分の記憶を正しいと信じ、正義のためにそれを伝えていたにすぎません。

このことを示す事例が、１９８４年にノースカロライナ州であった2件のレイプ事件です。被害者はしっかりと犯人の顔を見ており、確信をもって目撃した人物を特定しました。ところが、後にその犯人が全くの無実であることが発覚したのです。

証言をした彼女は、かなりショックを受けました。なぜ自分がそのような記憶違いをしてしまったのだろうかと真剣に悩み、自分の目撃証言により犯人にされてしまった人に謝ったそうです。その後、彼女は間違って犯人とされた人とともに、目撃証言の事情聴取の手法と裁判での目撃証言の使用法の改善運動を行っています。


これは、はたして彼女個人だけの問題なのでしょうか？

実は、どうも誰にでも起きうることのようです。それを示す衝撃的な研究結果があります。[59] 学生に教育法についての映像だと説明し、教師たちが生徒たちと接しているところを見せます。そして、映像の終わりのほうで男性の泥棒が女性教師の財布からお金を抜き取っているのが映し出されます。

実は、このお金を盗まれる映像の少し前に、一方のグループには一人の男性教師が本を読み聞かせている映像を、他方のグループは被害にあった女性教師が本を読み聞かせている映像を見せています。

学生たちは映像を見終わった後、「この中に先ほどの映像に出てきた泥棒はいますか？」と聞かれ、7枚の写真から学生に泥棒を選んでもらいます。ただし、実は、この写真の中には泥棒は含まれていません。読み聞かせをしていた男性教師と無関係の6人です。

映像で男性教師を見ていない場合には、64％が泥棒の写真はない、と答えました。ところが、読み聞かせをした男性教師を見ている場合には、60％の学生が無実の男性教師を泥棒として選び出したそうです。泥棒はいないと答えられたのは、34％。たった3分の1です。きっと「見せられた7

枚の写真の中に犯人はいるはず」と思ってしまったんでしょうね。思い込みです。

そこで、その前に見た映像との記憶のすり替えが起こってしまったわけです。

そして、おもしろいことに、こういった記憶のすり替えは、自分にとって都合のいいように起こることが多いそうです。

このことを示す調査があります。アガサ・クリスティーを知っていますか？　そう、『名探偵ポアロ』などを書いた有名な作家です。では、彼女が生涯に何冊の本を書いたと思いますか？

ある調査結果によると解答の平均値は51冊だったそうです。実際には、彼女は66冊本を書いています。そこで、同じ人に正解を伝えた上で、「あのとき、あなたは何冊だと推定しましたか？」という質問をします。すると、解答の平均値は63冊に増加するそうです。

自分に都合のいい方向に記憶が書き換わっているのです。「かつての自分は正解こそしなかったけれど、それでも正解に近い解答をしていた」と思い込んでいるということです。これくらいなら、ある意味幸せな思い込みともいえなくもないですが、それが他のときにも起こっているということです。

では、このような誤った記憶はどのように作られるのでしょうか？
これをマウスで証明した実験があります。理研脳科学総合研究センターの利根川センター長ら研究チームが行った実験です。[60]
マウスを安全な環境であるA箱に入れます。そして、このA箱が安全であることをマウスに記憶させます。実は、その記憶は特定の脳細胞に保存され、その細胞に光をあてると記憶を思い出させることが分かっています。A箱が安全な環境であると記憶されたマウスを今度は環境の違うB箱に入れます。そして、A箱の記憶が保存されている細胞に光をあて、A箱の環境を思い出させます。それと同時にマウスが嫌がって恐怖反応（すくみ）を起こす弱い電気刺激を足に与えます。

そうすると、驚くことに電気刺激を加えられたときにマウスがいたのは全く環境が違うB箱だったのに、A箱の記憶とその電気刺激の記憶が結びついてしまったのです。そのため、このマウスを安全な環境であるA箱に入れても恐怖反応（すくみ）を示すようになってしまいました。

さらに、A箱の記憶が保存されている細胞群に光刺激を加えると、恐怖反応（すくみ）を示したそうです。誤った記憶の出来上がりです。

⑤忘却

記憶したものは、定期的に思い出されない限り忘れ去られていきます。

ドイツの心理学者であるヘルマン・エビングハウスが発見したものに忘却曲線というものがあります。忘却曲線とは、意味のない音節を記憶させ、時間ごとにどれくらい覚えているのかを調べたものです。これによると、覚えた直後は急激に忘れていきます。なんと、30分後には、覚えたものの半分以上を忘れてしまいます。そして、時間が経つにつれ忘れ方はゆっくりになってきます。このような過程を経て、不要な情報が消去されます。

この段階で失敗すると、大切な情報も忘れてしまったり、逆に忘れたいことをいつまでも忘れられなかったりということが起きます。

4 自己管理力（意志力）：前頭前野

自分をどう律し、どう管理し、コントロールするか、といったその名の通り自己を管理する能力を指します。自己管理を続けていくには、目標や目的意識を持ち続けることが必須といわれています。自己管理は、健康の管理、精神面の管理、時間の管理の大きく3つに分けられます。

そのためには、先延ばしにしたり、集中力を欠いたりすることなく、やるべきことに取り組む「やる力」、煙草や甘いものなどさまざまな欲求や衝動を断ち切る「やらない力」、自分が本当に望んでいる目標や理想像を思い出す「望む力」の3つが必要です。この3つの力に関わっているのが、前頭前野です。

集中してやるべきことに取り組む「やる力」を発揮するには、背外側前頭前野が重要となります。ここは、私たちが何か作業をするときに必ず働くワーキングメモリーの3つの場所のうちの1つです。その中でも背外側前頭前野は、注意を対象に向け続けることに関与しています。

前頭前野腹外側部、特に右の下前頭回は衝動性をコントロールし、反応を抑えるのに関わっており、「やらない力」にとって重要とされています。実際、「何かをしたいと思ったら我慢できない」という「衝動性」を特徴として持つ注意欠陥性多動性障害（ＡＤＨＡ）では、ここの機能の働きが鈍いことが分かっています。

前頭前野の中の眼窩前頭皮質は、快情報に直接関わる側坐核と連絡しており、意欲、すなわち「望む力」や情動に関係しているとされています。

5 決断力：眼窩前頭皮質（前頭前野の一部）、辺縁系

決断力とは、自分自身の判断・責任で決断する能力のことです。それには、自分の価値観や信念を持つことが大切であるとされています。変化を恐れ、何かを捨てるということが難しかったり、自分の意見に自信が持てず、人の意見に左右されてしまうと決めるということが難しくなります。

重要な意思決定のためには、次のような5つのプロセスを踏むことが重要であるとされています。第一段階では、何のために何を決めたいのかを明確にします。第二段階では、何を達成すれば決定事項が実現するのかを明らかにしていきます。第三段階では、目標を実現するための案を複数挙げ、最適案を選びます。第四段階では、最適案を実行する際のリスクを予測し、対策を用意します。第五段階では、選択案を実行に移し、初期の目標を達成していきます。

私たちは、毎日いろいろなことを決めています。なんとその数、1日3万5000回だそうです。些細なことから、重大なことまでこれだけ多くの意思決定をしているわけです。とてもじゃありませんが、いちいちこのようなプロセスを踏んではいられません。実際、このプロセスどころか、私

たちの選択のほとんどは、無意識にいつもの習慣や考え方に沿っているといわれています。「私たちのとる行動の80％以上はお決まりの習慣に従っている」という衝撃の報告まであります。複雑ネットワーク研究のパイオニアであるアメリカノースイースタン大学のバラバシ博士が行ったものです。[61]

５万人の携帯電話の使用履歴を３カ月にわたって調べ、各人の移動のエントロピー（無秩序さのパラメーター）を算出しました。数値は割愛しますが、ざっくりいうと日ごろの行動パターンを知っていれば、「あの人が今どこにいるのか」を平均２カ所以内に絞ることができるらしいのです。

確かに…昔、夜に病院を脱け出した人がいましたが、速攻で奥さんに見つかっていました（いた場所はいきつけの飲み屋でした）。

ファノ不等性係数という、「どこまで正確に人の移動パターンを言い当てることができるか」という予測率も計算されています。これがなんと平均93％で、不規則な生活をしている人でさえ80％を下回ることがないそうです。つまり、「私たちのとる行動の80％以上はお決まりの習慣に従っている」ということになります。

バラバシ博士らは、自由に行動しているようであっても、本人にも自覚できない行動のクセがあり、行動が常同化しているのではないかと推察しています。そして、「ヒトには変化や自発性への強い願望はあるが、現実の生活は強い規則性に支配されている」と論文を結んでいます。

いくらなんでも、そこまで人間は単純なんだろうかとこの結果は信じがたいものがあります。しかし、少なくとも、よほど意識的に日々の行動を決めないと変われないということは真実であるような気がします。1日3万5000回ですから、ある意味しょうがないですよね。

しかし、意思決定を無意識の処理に任せていたのでは、本当の意味で決めるということにはなりません。逆に考えると、日々の無意識の処理に任せてしまっている意思決定を意識的に行うことは、決断力を鍛える訓練になってきます。

とはいえ、ふだん無意識のうちにいろいろ決めているといわれてもピンとこないかもしれません。しかし、自分では「迷っている」と思っているときに実は脳はすでに決断を下しているといわれています。本人が「まだ決めていない」と思っていても、その人の物や言葉に対する反射を測定すれば、すでにどちらに決めているかが分かるのです。心理学者バートラム・ゴーロンスキーらによって、アメリカ軍の基地があるイタリアの小都市ヴィチェンツァに住む人に対して行われた実験です。[62]

事前に、「イタリア政府がアメリカに基地の拡張を許すべきかどうか」についての意見を求めます。その上で目の前のモニターに単語や映像が映し出されます。そこで、「ポジティブ」な単語（「喜び」「幸運」など）が出たときには左側のボタン、「ネガティブ」な単語（「苦痛」「危険」など）が出たときには右側のボタン、アメリカ軍基地の画像が出たときには決められたボタン（半数はポジティブな単語のときに押す左側のボタン、残りの半数はネガティブな単語のときに押す右側のボタン）をできるだけ早く押してもらいます。そして、アメリカ軍基地の画像を提示したときからボタンを押すまでの反応時間を調べました。

当然、アメリカ軍基地に対してポジティブなイメージを持っている人が「ネガティブ」を意味する右側のボタンを押さなければならないときに反応速度が遅くなり、ネガティブなイメージを持っている人が「ポジティブ」を意味する左側のボタンを押さなければならないときに反応速度が遅くなります。


このテストでは、最初の時点でアメリカ軍基地の拡張に対して賛成か反対かの意見が決まっていなかったものの、1週間後その意見が決まっていた人たちがいました。ところが、驚くことにこのテストでの反応が後のその人たちとの意見と高確率に一致していたのです。

つまり、本人が迷っていると思っているときに受けたテストでアメリカ軍に対してポジティブなイメージを持っていると推測された人たちは、1週間後にアメリカに基地の拡張を許すべきだという結論を出し、ネガティブなイメージを持っていると推測された人たちは基地の拡張を許すべきではないという結論を出す確率が非常に高かったということです。本人としてはどうしようか迷っているときにすでに潜在意識では結論を下していたのです。


他にも、私たちが、何かを決めるとき、実は感情が重要な働きをしているといわれています。感情が生み出す「動機付け」や「目的」というものが必要らしいのです。

有名な脳神経科学者であるアントニオ・ダマシオの患者エリオットは、脳腫瘍のため眼窩前頭皮質の摘出術を受けました。手術前は、非常に優秀なビジネスマンだった彼は、この手術によって感情が欠落した人間へと変わってしまいました。感情が欠落したら機械的で論理的な人間になるんじゃないかと思うかもしれませんが、実はそうではありませんでした。彼は、この手術後、決断を下せなくなってしまったのです。

6 論理力：左前頭前野、言語野、ワーキングメモリー

論理というのは、思考のつながり、推理の仕方や論証のつながりといった、考えや議論を進めていく筋道のことです。つまり、論理力というのは、ものごとの関係をとらえ、正しく考える力を意味しています。ものごとの関係といっても結論と根拠の関係だけではなく、原因と結果の関係、全体と部分の関係、相手の主張と自分の主張の関係などさまざまなものがあります。そのためには、ものごとを理性で合理的に理解し、考え、知識や情報を扱う必要があります。

論理力がないと、話をしていても話の内容にモレが出たり、話が矛盾したり、飛躍したりします。そのため、他者とのコミュニケーションに問題が生じてきます。

それだけでなく、何か新しい知識を身につけるのが難しくなってしまうといわれています。というのも、相手の言っていることや本に書いてあることを正しく理解することが難しくなるからです。自分に都合よく解釈してしまったり、ちょっと聞いて分かった気になってしまったりということが起きるわけです。

論理力は、もって生まれたものではなく、鍛えないと身につかないといわれています。論理的にものごとを考えるためには、いろいろな視点から多角的にものごとを見ること、ものごとを分類すること、自分自身を知ることが重要となってきます。

そのため、論理力を発揮するには、考える力、つまり左の前頭前野の働きが重要になります。それだけではなく、ものごとの関係性をとらえるためには脳のメモ帳といわれるワーキングメモリーが働いている必要があります。また、言葉の意味を正確に理解し、自分の考えを言語化する能力、つまり言語野の働きも必要になってくるでしょう。

7　計算力：左頭頂葉後方下部、右中心回後方領域

計算は、脳のいろいろな部位が関係しています。

たとえば、左半球、特に頭頂葉後方下部領域が数や演算記号を理解したり、表したりするのに関係しています。そのため、この領域が障害されると「3」という数字を見て、ものが3つあることだと分からなくなったり、足し算や引き算の記号を見ても理解できなくなったりします。それ以外にもこの場所は、繰り上げ、繰り下げなどといった計算の基本的約束に関係しているともいわれています。

右半球中心回より後方領域は、視空間を認識するのに関係しているため、この領域が障害されても計算ができなくなってきます。数配列や位取りが混乱し、桁数が多い場合には前の部分の数字を認識するということが難しくなります。たとえば、横書きの62587という数字を見た時に左にある62という数字を無視して587であると解釈してしまうのです。

それ以外にも、計算を行うためには知的機能がある程度保たれているということが必要になります。そのため、脳の他の部位に関しても適切に働いているということが前提になってきます。

第2節　左前頭前野の適度な働きが重要な資質

左前頭前野は、思考をしたり計画を立てたりするためには欠かせないものではありますが、あまりに働きすぎると既存の常識や概念に縛られたり、自分自身に制限をかけることになりかねません。

左前頭前野の適度な働きが重要な資質についてみていきましょう。

1　コミュニケーション力：言語野、視・聴覚、ミラーニューロン（左前頭前野）

人間は社会的な動物です。そのせいか、「人の悩みのほとんどは人間関係からくる」とまでいわれています。仕事に対する悩みにおいてさえも、そのほとんどは人間関係だとされています。実際、職場の物理的な環境条件や雇用条件を変えるよりも、職場でより良い人間関係を作れるようにしたり、その人の個性に合う場所に配置したり、仕事にやりがいを持たせるようにしたりといった精神面の充実を図るほうが作業効率が上がるということが分かっています。これは、ホーソン効果と呼ばれています。

それだけでなく、私たちの幸せは人間関係で決まってくるともいわれています。ハーバード大学が75年という長い歳月をかけて、人の幸せが何によって決まるのかということをあらゆる要素から調べたＧｒａｎｔ Ｓｔｕｄｙというものがあります。[63]

それは、１９３９―１９４４年にハーバード大学に在籍した２６８人の男性を対象に20年以上にわたって、戦争、仕事、結婚や離婚、育児や老後といった彼らの人生を追跡調査したものです。彼らに対し、まず健康診断と心理テストを行うとともに、研究者が彼らの両親と3世代の親戚にインタビューをしました。その後も毎年、本人には健康、趣味、家族、政治的見解、仕事に関する質問表に答えてもらい、10―15年ごとに対面でのインタビューを行いました。この研究を30年間指揮していたジョージ・バイヤン博士は、年を取ってからの幸せと健康、そして温かな人間関係の３つに強い相関関係があり、人生においてもっとも重要なのは人間関係であるとしています。

その結果によると、人間関係は仕事での収入や成功にも影響を与えているようです。活躍の程度には温かな人間関係が築けているかどうかが重要で、IQ、体型、両親の収入や教養には関係がなかったのです。少なくとも1人の兄弟と良好な関係を築けている人はそうでない人に比べ、5万1000ドル年収が多く、親密な家庭で育った人はそうでない人に比べ年間8万7000ドルも多く稼いでいました。温かな人間関係を築けていた上位58人の平均年収は、下位31人と比べると15万ドルも違っていたそうです。

私たちが他の人たちと温かな関係性を築いていくためには、コミュニケーション能力は欠かせないものとなってきます。どこまでをコミュニケーションとしてとらえるのかということに関しては、いろいろな意見があると思います。ここでいうコミュニケーションとは、お互いに意思や感情、考えていることを伝え合うことです。単に相手に対して言葉を発し、相手の言っている言葉の意味だけを理解している状態というのは、真に相手とコミュニケーションをとっているとはいえません。実際、同じ内容のことを言ったとしてもその言い方によって、伝わる場合もあれば変なふうに誤解されることもあります。マインド・リーディングで有名なトルステン・ハーフェナーは、その著書『心を上手に透視する方法』の中で、「コミュニケーションとは、われわれが何を言うかではなく、他の人にどう受け取られるかです」と言っています。おっしゃる通りです。確かに、相手に伝わらなければ、発している言葉は単なる独り言でしょう。

では、私たちがコミュニケーション能力を高めようと思ったら、脳のどの部位を鍛えればよいのでしょうか。コミュニケーションを行う上で言語野が働いている必要があるのはいうまでもありません。ただ、それ以外にも視覚・聴覚・ミラーニューロンといったものも重要な働きをしています。

相手に何かを伝えるときのことを考えてみましょう。コミュニケーションのプロセスにおいて、メッセージが発せられるレベルにはいくつかありますが、その中で重要なのが次の３つ、３Ｖともいわれています。

Ｖｉｓｕａｌ視覚情報：身体言語のレベル（見た目：表情、視線など）
Ｖｏｃａｌ　聴覚情報：声のレベル（声と話し方：質・速さ・声の大きさ・口調など）
Ｖｅｒｂａｌ言語情報：内容のレベル（言葉の意味、話の内容）

カリフォルニア大学ロサンゼルス校のアルバート・メラビアン教授が声と身体言語が相手にどれくらい影響を与えるのかを調査しています。それによると、視覚情報55％、聴覚情報38％、言語情報7％だそうです。これは「メラビアンの法則」と呼ばれています。[64]なんだかショックですよね。話の内容に関することは、たった7％なのです。

この実験では、「好意・反感などの態度や感情のコミュニケーション」において「メッセージの送り手がどちらとも取れるメッセージを送った」場合で行っているので、一般的な会話や事実を伝える、要望を伝える、指示命令をするといったコミュニケーションには当てはまらないとされています。一般的にメラビアンの法則は拡大解釈されている傾向がありますがそれでも、コミュニケーションにおいていかに非言語的要素が重要かを示すものであることは確かでしょう。いくら良い内容でも相手に伝わらなければ、あまり意味がありません。

では、相手に話の内容に注意を向けてもらうにはどうしたらいいのでしょうか？　そこで重要になってくるのが、視覚情報であったり、聴覚情報であったりするわけです。まぁ確かに、めちゃくちゃ目を輝かせて、楽しそうに話されると、全く興味がないことでも聞き入ってしまいます。

視覚情報が会話の印象に影響を与えるのは、人の持つ脳の習性が多分に影響しています。私たちは人の顔や視線に特に敏感に反応します。それのみを認識する紡錘状回顔領域という部位があるくらいですから。そして、ミラーニューロンによって、相手の表情を自然に模倣し、同じような感情を抱くという特性もあります。

また、聴覚情報も感情に関わる扁桃体へ情報を伝えています。声のトーンや音楽によって、いろいろな感情が出てくるわけです。実際、声の性質によって、政治家の印象も変わるとされています。イタリア、フランス、ポルトガルの政治家の声を比較した実験によると、より高い基本周波数で、ピッチの幅がせまい声は、正直で安心感のある指導者だという印象を与え、逆に低い声は、相手に威圧感を与えたのです[65]。

つまり、言葉だけで伝えているのか、心から伝えているのかで、相手に伝わる度合いが全く違うということです。私たちは、相手に何かを伝えるとき、話の内容にばかり意識を向けがちですが、多少支離滅裂なことを言っていたとしても、気持ちがこもっていれば伝わるということです。

ちなみに、カンファレンスの模様が無料で配信されている動画ＴＥＤで、伝える中身が何もなくて情報ゼロでも、テクニックだけで賢く見せるプレゼンはできるということを示す「頭よさそうにＴＥＤ風プレゼンをする方法」という話をしている人もいます。中身はないのに本当にそう見えるから不思議です。

プレゼンテーションの内容がいくら良くても、伝え方によっては全く伝わらなかったり、パートナーへの問いかけに返事をするとき、言葉としては適切であっても、そこに気持ちが乗っていなければ、逆に怒りをかってしまうということになるのです。

しかし、話し方などの非言語的要素、つまり右脳が重要であるとはいえ、仕事での報告やプレゼンとなると事前にどのように内容を伝えるのかということを考えることも必要なので、左の前頭前野も大切になってきます。

相手に伝えるということについてみてきましたが、コミュニケーションにおいては話すことよりも相手の話を聞くことが重要だとされています。

アメリカのウェズレイ大学で行われた実験によると、人は性別に関わりなく、「相手に話してもらう時間が長いほど、つまりは聞き役に徹するほど、相手はあなたのことを好きになる」という傾向があったそうです。そのせいか、トップセールスマンほどあまり話をしないといわれています。

聞く力ということにおいても、視覚、聴覚とミラーニューロンは重要な働きをします。よく相談ごとのほとんどは話を聞いてほしいだけで解決策は求めていないともいわれます。特に女性ではその傾向が強く、すぐにアドバイスされると話を聞いていないと感じることもあります。

仕事での打ち合わせや相手にアドバイスを求められたりしたときでもない限り、話を聞いているときには判断や思考を手放したほうが相手の気持ちに寄り添えるかもしれません。相手に話す内容についていろいろと思考をめぐらせているときは、相手の声だけでなく、自分の思考の声も同時に聞くことになるわけですから、相手の話を聞くということに注ぐ意識というのは減ってしまいます。

もともと私たちは、そこまで正確に人の話を聞くことはできません。伝言ゲームというのを知っていますか？　1つの文章を次から次へと伝えていくのですが、おもしろいくらい途中で変わってしまいます。1つの文章だけでも正確に覚え、次の人に伝えるということが難しいわけですから、人から聞いた話全部を正確に覚えて、他の人に伝えることがいかに難しいかが分かります。

そのため、仕事など何か依頼された事項に関しては、聞いた後に相手に要点を確認すること、そうでない場合には相手の気持ちに寄り添いながら聞くということが重要になるでしょう。

では、話を聞くのを難しくしている要因とはいったい何なのでしょうか。

そのうちの1つが注意力です。人の話を聞くためには、その話に意識を向け続けるといった注意の集中が必要です。この注意の集中に重要なのが脳幹部（中脳、橋）にある網様体です。ここが完成するのは、思春期かそれ以降とされています。そのため、思春期前は落ち着きがなく、注意力が長く続きません。そのため、他のことに夢中になると他人の話を聞いていないということが起きてきます。

イギリスのＵＣＬ神経学研究所のニーリ・ラヴィー教授が14歳以下の子どもたちを対象に行った実験です[66]。それによると、子どもが何かに気を取られていたり、注意を奪われていたりすると、大人が言っている言葉が聞こえなくなってしまうそうなのです。

子どもの注意力は大人に比べるときわめて低く、その状態はまさに「何も見えていない状態」とほぼ同じらしいのです。聞こえないふりをしているわけではないんですね。

また、脳の危機管理機構として働いている脳幹や扁桃体が異常に活性化していても、人の話を聞くのが難しくなります。過去の感情の嫌な記憶によって自動的に脳が話をシャットアウトしてしまうのです。

2　創造性：空間認識、五感、ワーキングメモリー、デフォルト・モード・ネットワーク

創造性とは新しい何かを考え出すことです。創造性を構成する要素は、①直観：勘・インスピレーション・ひらめくこと、②想像：イメージを膨らませることによって新たなイメージを創り出すこと、③思考：創り出したイメージを何らかの手段で表現し現実化することの３つだとされています。

直感や想像には五感や空間的認識を働かせる必要があります。さらに、それらの情報を活かす思考の段階ではそこに関係する左の前頭前野が重要です。

ところが、あまりにも左の前頭前野が働きすぎていると世間一般にある常識や今までの考え方に縛られてしまいます。そうすると自由で斬新な発想が出にくくなってしまいます。自分で創造力に制限をかけてしまうのです。つまり、創造力を発揮するには左前頭前野がバランスよく働いている必要があります。左前頭前野が活躍しすぎると創造力を邪魔するということは、子どもたちを想像すると理解しやすいでしょう。たとえば、子どもたちに太陽の絵を描いてもらうと、幼稚園くらいのときはそれぞれが思い思いに違う色を塗るそうです。おそらく「太陽だからこの色を塗らないといけない」なんて考えずにそのときの感覚で塗りたい色を塗ったのでしょう。それが小学校の高学年ともなると、似たような色になってきてしまうそうです。

子どもたちの独創的発想は大人にはまねできないものがあります。実際、大人と子どもに「マシュマロ・チャレンジ」という工作課題をやらせると、幼稚園児の創造力はＣＥＯ（最高経営責任者）よりも優れていたそうです。マシュマロ・チャレンジとは、４人１組のチームになって、スパゲッティの乾麺20本、90センチのひも、粘着テープ、マシュマロ１つを使い、18分間で、頂上にマシュマロを載せたできるだけ高い自立式の構造物を作るというものです。塔の高さの平均は約20インチ（50センチ）。ところが、優秀であるはずのＭＢＡの学生は、平均以下。いっぽう、幼稚園児はというと平均以上でした。ＣＥＯは平均以上ではあるものの幼稚園児にはかなわないのだとか。

おもしろいことに、大人であっても感受性が強く、感情の起伏があり、笑ったと思ったらすぐに怒りだすような人は、実は創造性が豊かであり、芸術的に優れていたり、すばらしいアイデアを出したりするといわれています。つまり、左の前頭前野で自分を抑えすぎていない、枠にとらわれていない人ということです。

そのためか、大人であるわれわれは思考をめぐらさずぼーっとしているような前頭前野の安静状態のとき、つまりデフォルト・モード・ネットワークが働いているときに自分の枠から出られるのかもしれません。そのため、何も考えずにぼーっと歩いていたら、突然アイデアが降ってくるということが起こるわけです。

ちなみにデフォルト・モード・ネットワークの存在が明らかになっていなかったときからこういった現象があることは知られており、「レミニセンス効果」と呼ばれていました。

デフォルト・モード・ネットワークの働きを維持することで、理解力や独創的な思考力を高めているのではないかといわれているものに落書きやスケッチがあります。あのスティーブ・ジョブズも、ビル・ゲイツも、アル・ゴアも、アインシュタインも、レオナルド・ダ・ヴィンチも、ニコラ・テスラも独創的なアイデアを出す手段として、落書きを利用しています。彼らがあれだけの創造性を発揮したのもその効果なのかもしれません。

その他に、ワーキングメモリーが創造力に関係しています。第1章でも触れたようにワーキングメモリーの容量が大きいと創造力が高いといわれています。おそらく、ぼんやりと感覚でとらえた情報を顕在的に認識するための心の余裕が必要なのでしょう。

3 誠実さ：前頭前野（腹内側部）、島皮質、扁桃体、オキシトシン

誠実さというと正直であることとイメージする人が多いようです。しかし、『7つの習慣』の著者として有名なスティーヴン・R・コヴィーは、誠実さは一貫性、謙虚、勇気という3つの構成要素からなっていると言っています。

一貫性とは、自分の信念や原則と行動が一致していることです。言っていることと行動に矛盾があったり、相手や状況によってコロコロと態度が変わるようでは誠実であるとはいえません。

一貫性には、前頭前野腹内側部が関係しているとされています。実際、そこが障害されると、確実な情報がないとき、つまりどちらにしようか迷うときの判断はもちろんのこと、単純な「好き—嫌い」の判断にさえも一貫性がなくなってきます。このことを証明しているのがフェローズ博士らが行った実験です。

前頭前野腹内側部が障害された21人と年齢や教育歴が同じ健常人19人とを比べました。[67] 食べ物、有名人、色見本紙に関して、6つの中から2つの間でどちらが好きかを何回か尋ねてみたのです。すると、前頭前野腹内側部が障害されている人では、その答えに一貫性がなく、聞くたびに好みが変化していたのです。

謙虚であるということは、自分が偉いと思わず他に学ぶ気持ちがあるということです。謙虚さがないと自分を優先してしまい原理原則を守ることも難しくなります。

そして、島皮質が謙虚さと関係しているといわれています。

ファン博士らが行った実験です。[68] 謙虚さのある人とない人で脳の機能に違いがあるかどうかを調べました。謙虚さの指標としてナルシスト・テストを使っています。このテストの点数が高い人は、自分が特別だと思い、尊大で傲慢な行動や態度をとる傾向があります。自分の目的を達成するために他人を利用し、過剰な賞賛を求め、他人の気持ちが理解できません。この検査で点数が高かった人、つまり謙虚さがなかった人は、島皮質の活性が低かったのです。

島皮質は、罪の意識や恥、償いの意識など社会的な感情や他人の感情を感じる共感を司るとされています。また、自分の身体の状態を感じる場所ともされ、心と体をつなぐ重要な部位であるとされています。

勇気とは、困難な状況においても正しいことを選択し実行することです。そのためには、普通の人が恐れや不安、恥ずかしさを感じて躊躇するようなことに向かっていく積極的で強い心意気が必要です。この恐れや不安を生み出しているのが辺縁系にある扁桃体です。

そして、恐れや不安が出てくるのを抑える働きがあるといわれているのが、オキシトシンです。危険をモニターし、恐怖反応や不安行動を引き起こす扁桃体には、オキシトシンの受容体がたくさんあり、ストレスを軽減する働きがあるのです。オキシトシンは分娩時には子宮を収縮させ、授乳時には母乳を出やすくする働きがあることから、出産・育児に伴うさまざまなストレスを軽くするためではないかともいわれています。

4　行動力：ドーパミン、帯状回、補足運動野、海馬

行動力とは、具体的に行動し成果を出せる力のことです。どれだけ勉強し、将来の夢を思い描いたとしても自分の頭の中にだけとどめておいたのでは、それを活かしているとはいえません。「行動しないことこそ一番の損失だ」といわれるように、実際に行動に移さなければその成果を得ることはできません。つまり、結果を出すという意味においては行動することがもっとも大切なのです。

その原動力になってくれるのがドーパミンです。ドーパミンは、強い意志、高い集中力を与え、楽観的ポジティブ思考に導くとされています。ドーパミンが分泌されると何でもできそうな気分になるとさえいわれています。行動力を発揮するには、このドーパミンを活用するのが効果的です。

ドイツの心理学者であるE・クレベリンが「作業興奮」という概念を提唱しています。「笑うから楽しくなる」「やるからやる気が出る」といったように「とりあえずやり始めてしまえば、だんだんと調子が出てきて、集中できる」というものです。これには、大脳基底核の中の腹側淡蒼球が関係しているといわれています。腹側淡蒼球は、「やる気のスイッチ」がある場所とされ、報酬の量を予想し、運動や行動の「やる気」につなげます。

ただ、ここが活動するためにはある程度の刺激が必要らしいのです。そのため、とりあえずやる気が出ない状態であってもやり始めないことには活動してくれない、つまりやる気が出ないということです。まずは、とりかかるということが大切です。

なので、何かものごとを始めようとするときは、全部いっぺんにすませてしまおうとか、完璧にやろうとか思わずに、簡単なことをしばらくの間だけでもいいからやってみるという気持ちでいることがおすすめです。また、腹側淡蒼球の活性化のために、実際に身体を動かしたりしゃべったりといった行動を通じて補足運動野と帯状回の一部を活動させる必要もあります。

そして、最初の一歩を踏み出すためには、いつもと違う要素を取り入れるということも効果的です。というのも、日常生活で初めて経験するような事態では、いつもと同じ経験では働くことがない「海馬」も働いています。この海馬が腹側淡蒼球を動かしてくれます。そのために、「形から入る」「身銭を切る」「人を喜ばせるためにやる」といったことがおすすめです。

それ以外にも成功のイメージを具体的に描き、その自分に「なりきる」ことでやる気が引き出されます。つまり、強く念じることで無意識のうちに身体が動くのです。

前述のように、妄想好きは出世が早いという報告もあります。妄想により、脳の活動が活発になるといわれ、そのためか出世したり、社会的技能が高まったり、人間関係が改善するのです。人は理想の状態を具体的にイメージしているとき、脳はその状態であるときと同じ部位が活性化しているともいわれています。

ふだんの生活では私たちは知らず知らず自分の能力に制限をかけ、やる気をそぐようなことをしています。理想の状態になりきることは、自分にかけた制限を外す助けになってきます。

そして、行動力を発揮するためには、目標を決めたら考えすぎず、とりあえずやってみるということが大切です。つまり、あまりにも左前頭前野を使いすぎて考えてばかりになっていると、最初の一歩を踏み出すことが難しくなってしまうのです。

5　積極性：眼窩前頭皮質（前頭前野の一部）、オキシトシン、ドーパミン

積極性とは、自ら進んで取り組む姿勢のことです。価値のある情報を引き出し、目の前にあるチャンスをつかむためには重要な資質となります。積極性のある人というのは、自分の考えをしっかりと持ち、好奇心旺盛で、チャレンジャーです。

好奇心を持つことは、何か新しいことを学習するのには効率的です。子どもの貧困と教育改革を専門とするジャーナリストのポール・タフは、神経科学、経済学、心理学の観点から、将来成功するために必要な「気質」として、「自制心」「好奇心」「やり抜く力」の3つを挙げています。この好奇心を育てるには、子どものときの親との関わりが重要であるとされています。第1章でも触れましたが、その時期に養育者との関係が築けるとストレスに強く、好奇心旺盛になっていきます。このときに重要な役割を担っているのがオキシトシンというわけです。

この積極性に関係すると考えられているのが、前頭前野の一部である眼窩前頭皮質です。ここは、目標を達成して報酬を得よう、罰を避けようという「意欲」を生み出すといわれています。また、ドーパミンは、この好奇心の強さを左右すると考えられています。どうも好奇心を抱いているときというのは、ドーパミンが分泌されているらしいのです。

逆に、積極性を持てない理由とされているのが、「自分にはできない」というマイナス思考です。扁桃体が活性化しすぎていると、不安や恐れが強くなりすぎて積極性を発揮することができません。

6　段取り力：空間認識、脳梁、前頭極（前頭前野の一部）

段取り八分といわれるくらい、効率よく仕事をしようとすると段取りが重要になってきます。この段取り力は、先を読む力ともいわれています。

着地点、つまりどこを目指すのか、何を実現したいのかという目的を明確にし、そこまでの道を描き、それに沿って行動するということが大切です。そのために目的から逆算してものごとを考える必要があるのです。

この着地点、つまり目的を決めるのに必要になってくるのが先を読む力です。この先を読む力には、ものごとを多角的に幅広くとらえるということが重要です。実際、ミシガン大学ビジネススクールのサンチェス・バーグス教授らの研究によると、意思決定のときにポジティブな感情とネガティブな感情両方を合わせて持っている人、つまり期待と不安の両方を持っている人のほうが先を読む力が高かったそうです[69]。

さらには、複数の事象の関連付けができるというのも、ものごとの全体像を把握する上では欠かせません。これらの能力を発揮するには空間認識の力が重要になってきます。

さらに、前頭前野のもっとも前にある前頭極が障害されると、新しい状況において複雑な行動をきちんと段取りを立てて制御して行えなくなるということが分かっています。前述したようにこの部位は、行動の優先順位を決め、次にやるべきことをきちんと記憶して行動をやり遂げるということに関係しています。

これらの部位が働くことによって初めて、きちんと段取りをすることが可能になってくるのです。

7 時間感覚：前部島皮質、下頭頂小葉、被殻

私たちは1秒と1・5秒の時間の違いを識別できるとされています。このときに働いている脳の部位が島皮質です。他にも、下頭頂小葉と被殻も時間の感覚をとらえるときに働くことが分かっています。

私たちが、時間を測る手がかりとしているのが心拍数だといわれています。

東京工業大学の本川達雄教授の書いた『ゾウの時間、ネズミの時間』という本があります。それによりますと、１分間に拍動する心臓の回数は動物によって違うそうです。ハツカネズミは１回心臓がドキンと打つのに０・１秒。ところが、ゾウだと3秒かかります。基本的には身体の大きい動物ほど呼吸をするのも心臓が拍動するのも筋肉を動かすのもゆっくりになります。そのため、ネズミから見たゾウは突っ立っているだけで何も動いていないように見え、逆にゾウから見たネズミは目にも止まらない速さでちょろちょろ動いているように見えている可能性があるのだそうです。

同じように私たちも何か緊張しているときや興奮しているとき、つまりドキドキと心拍数が速くなっているときには時間の流れが違って感じます。

私たちがどれくらい時間がかかったかという予測を間違える要因には、注意、興奮、恐れといった多くのものがあります。

では、それらがどれくらい私たちの時間の感覚に影響を与えているのでしょうか。

ワシントン大学のエリザベス・F・ロフタス博士らが行った実験です[70]。４６９人の被験者たちに対して、偽の強盗事件をとらえた30秒の映像を見せました。そして、その２日後、被験者たちに映像で見た強盗行為がどのくらいの時間続いたのかという質問に答えてもらいました。すると、答えの平均は１４７秒、およそ3倍も長い時間だったのです。ドキドキと心拍数が速くなって時間を長く感じたということです。

同じようにどれくらい注意を払っているかということもかなり影響しているようです。

ニューヨーク州立大学のヒックス博士らが行った実験です[71]。被験者は1組のトランプを1つの山に重ねるか、色別に2つの山に分ける、マーク別に4つの山に分けるよう求められました。どの場合にも42秒間その課題をした後、ストップをかけられ、どれだけの時間、課題をしていたかを尋ねられました。

すると全く同じ時間だけトランプを重ねるという行為をしていたにもかかわらず、より注意を払わないといけない4つの山に分ける課題で一番時間が短く感じました。それぞれの平均時間は1つの山だと52秒、2つの山だと42秒、4つの山だと32秒。同じ時間を過ごしたはずなのに、感覚的には全く違うわけです。

私たちは、前部島皮質で一瞬一瞬の自己イメージを作り続けているといわれています。自己イメージが、過去から現在、未来へと現れては消えていくのです。この自己イメージを感じとっている一瞬一瞬がいわゆる私たちが感じている時の流れです。同じ時間であっても自己イメージを感じとる回数が多ければ、時間は長く感じ、回数が少なければ時間は短く感じるのです。

そして、1分間に何回自己イメージを感じとるのかを決める要因の一つも心拍数です。また、そのときに感じている気持ちや時間の過ごし方も影響を与えます。たとえば、印象に残る出来事が多かったり、時間に注意を向ける頻度が高かったりすると時間を長く感じるのです。

8　運動能力：運動野、補足運動野、運動前野、ワーキングメモリー、空間認識、小脳、大脳基底核

運動能力というのは、走、跳、投といった体力に運動やスポーツに必要な基本的なスキルを加味した能力のことです。運動能力には脳の多くの部位が関わっています。

私たちは、この世に生を受け、お母さんのお腹の中にいるときからすでにさまざまな運動を学習し続けています。

大人になってしまうと、赤ちゃんのときに歩くことも話すことも食事をすることも大変だったことは、私たちの記憶から追いやられてしまっているかもしれません。しかし、ハイハイや歩くといったことだけでなく、食事をしたり話したりするときの口の動きに至るまで、運動を学習するという過程がなければスムーズに行うことはできません。

一般的に、私たちがこういった運動のスキルを身につける過程には、２つの段階があると考えられています。

最初の段階では、一連の動作を順番通りに正しく行うということに意識が向けられます。筋肉の運動というよりは、運動する身体の方向や位置などを正しく決めて、行うことに意識が集中されます。注意を集中させることと同時に、体の感覚の情報を処理することが中心的な課題となってきます。そのため、前頭前野のワーキングメモリーや感覚の情報を処理する小脳や頭頂連合野が活発に

働きます。この初期の運動学習は、運動のイメージによるメンタルプラクティスと深く関わっているとされています。

第二段階は、一連の運動をスムーズに速いスピードで行うことができるようになる過程です。繰り返し練習することで運動の強さや方向、スピードなどが最適にコントロールされるように筋肉の活動そのものが調整されます。この段階で、一連の動作が記憶として固定されると、最終的には意識しなくても自動的に体が動くということが可能になるわけです。

これは、大脳皮質領域が小脳や大脳基底核との間にループ回路として、自動で動くような新たなネットワークを作っていくことで可能になってきます。そのためには、小脳から運動の感覚（動きや位置、重さの感覚など）の誤差の情報が入ってくることや、大脳基底核からパフォーマンスの評価が入ってくることが大切になってくるのです。

9　並列処理能力：頭頂葉、脳梁、前頭前野

並列処理能力というのは、同時に複数の情報を処理する能力のことです。一般的に脳の情報処理は、意識的には逐時処理、無意識では、並列処理を行っているとされています。通常私たちが意識的に処理できるものは1度に1つであるものの、無意識では複数の情報処理を同時に行っているということです。

多くの人は同時に複数のタスクの情報を意識的に処理しようとすると、どちらのタスクもパフォーマンスが落ちてしまうといわれています。ところが、たった2％の人は、どちらのタスクもそのパフォーマンスを落とすことなく、同時にこなすことができるそうです。

ユタ大学のジェイソン・M・ワトソン博士とデイビット・L・ストレイヤー博士が行った実験です。[72]200人を対象に運転課題と記憶課題を同時に行ったときにそれぞれのパフォーマンスがどうなるのかを調べました。もちろん、運転課題は、実際に道路を運転してもらったわけではなく、市販の「Ｐａｔｒｏｌ Ｓｉｍ」というシミュレーターを用いています。そして、記憶課題はオーディオ版の記憶テスト「ＯＳＰＡＮ」を使いました。

多くの人の予想通り、同時に2つの課題を行った場合には、どちらのパフォーマンスも落ちてしまいました。たった5人の例外を除いては。

この5人は、1つの課題だけを行う場合も2つの課題を同時に行う場合も、運転課題の成績に変化はなく、記憶課題に関していえばむしろ2つの課題を同時に行ったほうが成績が良かったのです。

そして、2つの課題を同時に行うデュアルタスクが得意な人の脳の活動は他の人たちとは違っていました。不思議なことに、その課題を行っているときの前頭前野の一部の活動が他の人たちよりも低かったのです。

では、そういう特別な人ではないわれわれが2つのタスクを行うとき、脳はどういうふうに働いているのでしょうか。

フランスの国立保健医学研究所のシルバン・シャロン博士と高等師範学校のエティエン・ケクラン博士が「サイエンス」に掲載した報告によると、脳の左右の前頭葉が自動的に処理機能を2つに分割するそうです。同時に複数の処理をすることを可能にしているのが前頭前皮質前部です。そして、前頭前野内側で、2つのタスクがあったとき、左が1つのタスクの実行を促し、右が残りの1つの実行を促しているそうです。[73]

そのため、たった2％以外の多くの人たちにとっては、マルチタスク（2つ以上の課題を同時に行うこと）はかえって非効率的になってしまいます。スタンフォード大学の研究チームが2009年に発表したものです。[74]

100人の同大学の学生を対象に行っています。マルチタスク度を測定するテストであるメディア・マルチプルタスク・インデックスを使って学生をマルチタスク度の高いタイプと低いタイプに分けます。そして、学生たちに文字を見せて、繰り返し現れる文字を記憶してもらいました。

すると、マルチタスク度の低い学生のほうが成績が良かったのです。マルチタスク度の高い学生は、文字を見続けるほど結果が悪くなり、頭の中で文字を分類し続けることが困難になったのです。

というのも、マルチタスク人間は、今行っている以外のタスクについて考えずにはいられず、さまざまな事柄を頭の中で切り離せないのです。つまり、さまざまな情報が外界から入ってきたり、記憶から現れる状況に置かれたとき、現在の目的に関係のない情報を取り除くことができず、無関係な情報によって処理が遅くなってしまうのです。

第３節　左前頭前野の働きが弊害となりうる資質

左前頭前野が働きすぎていると、既存の概念や現実的思考にどうしても縛られてしまいます。資質の中には、それがむしろ弊害となり、十分な能力を発揮する妨げとなるものもあります。

左前頭前野の働きが弊害となってしまう資質についてみていきましょう。

1　想像力：空間認知、What経路（側頭葉）、前頭前野

想像力とは、心的な像、感覚や概念を、それらが視力、聴力または他の感覚を通して認められないときに作り出す能力です。たとえば、実際に目の前にはない物を頭の中に思い浮かべたりする能力のことです。

想像力は、経験に意味を、知識に理解をもたらす助けとなり、人々が世界を解釈するための基本的な能力であるとされています。相手を思いやるといった心も、この想像力があることで初めて発揮することができます。さらに、学習過程においても重要な役割を演じています。

実際、スポーツの世界において、技術を獲得するためにはイメージトレーニング、つまり想像力が重要であるということは常識となっています。では、イメージトレーニングは、実際どれくらい効果があるのでしょうか？

NASAの元研究者であるチャールズ・ガーフィールド博士が、著書『ピーク・パフォーマンス―ベストを引き出す理論と方法―』の中で、ロシア人の競技者が参加したある研究について興味深い話をしています。

競技者は4つのグループに分けられます。

第一のグループ	トレーニング時間の100％を実際のトレーニングに費やす
第二のグループ	トレーニング時間の75％を実際のトレーニングに、25％をイメージトレーニングに費やす
第三のグループ	トレーニングとイメージトレーニング半々
第四のグループ	トレーニング時間の25％を実際のトレーニングに、75％をイメージトレーニングに費やす

その結果はというと、1980年冬季オリンピックでもっとも成績が伸びたのは、第四のグループ。もっともイメージトレーニングに時間を費やしたグループだったのです。そして、次いで、第三、第二、第一の順といったように、イメージトレーニングにかける割合が大きかったほうが成績が伸びていました。

これは、どうしてなのでしょうか？

おそらく、自分が望むパフォーマンス、理想の状態をはっきりイメージすることで、理想の状態を身体に覚えさせているのでしょう。というのも、何かイメージしたときには、実際行ったのと同じ脳の部位が活性化するためです。

１９９２年にユエ博士とコール博士は、被験者に運動イメージ上だけで筋力トレーニングを行ってもらうと被験者の最大筋力が上昇することを報告しています。[75] そして、運動をイメージしていると き、私たちの脳は実際の運動をシミュレートしています。

それを裏付けるかのような報告も多くみられます。

ディセティ博士らは、トレッドミル（ランニングマシーン）上を走るイメージをすると、心拍数や呼吸数が上昇したことから自律神経活動が実際の運動同様に変化していると考えました。[76] イメージトレーニング中には筋収縮を引き起こす脊髄の運動ニューロンの興奮性も変化するそうです。

脳も実際に運動を行っているときと同じ領域（一次運動野、補足運動野、運動前野、小脳、大脳基底核）が活動します。実際の運動中と同じような生々しい運動感覚を生じるという報告さえあります。

チャールズ博士は、「最高のパフォーマンスを披露した選手たちをインタビューして分かったのは、みんな、練習のときも、実際の競技のときも何らかの形で精神的なリハーサルを行っているということである」と言っています。

精神的なリハーサルなど実際にないものを頭の中に思い浮かべているとき、私たちの脳では、前頭前野から視覚の記憶が蓄えられている側頭葉へとアクセスしています。つまりこれらが働くことが想像力にとっては重要になってくるのです。

2　柔軟性：眼窩前頭皮質（前頭前野の一部）、ワーキングメモリー、デフォルト・モード・ネットワーク

柔軟性とは、その場に応じた適切な判断ができること、さまざまな状況に対応できることです。そのためには、意見の違いや立場の違いを理解する力が必要になってきます。

柔軟性がないと、会議などで誰かが新しいアイデアを出しても拒否反応を示してしまいます。どんなときでも自分のルールを曲げられないのです。自分のルールを守るために新しいアイデアに反対するもっともらしい理由をみつけます。

柔軟性がないと時代の変化、状況の変化、環境の変化に対応していくことができません。新しいことを学ぶということが難しいのです。

逆に、柔軟性のある人は他人の意見やアイデアに対してもいったんは「そういう考えもあるよね」と受けとめます。その上で、さまざまな角度から評価し、自分なりの結論を出します。視野を広く持ち、臨機応変に対応することができるのです。

つまり柔軟性には、自分のルールややり方に固執するのではなく、相手の意見や立場を尊重し理解するといったことが必要になってきます。

とはいっても、私たちには、過去にこだわってなかなか自分を変えられないということがあります。この過去にこだわってしまうという性質には、前頭前野にある眼窩前頭皮質という場所が関わっていると考えられています。ちょうど私たちの目玉が収まっている眼窩と呼ばれる骨の上です。

オックスフォード大学のロールス博士らが行った逆転学習という実験があります。[77] 被験者にAとBの写真を見せます。Aの写真を見せたときにボタンを押すと報酬がもらえます。逆に、Bの写真を見せたときにボタンを押すと罰が与えられます。これを学習させた後に、このルールを逆転させます。普通の人は、ルールが逆転したことにすぐに気づき、新しいルールにのっとってボタンを押します。しかし、眼窩前頭皮質に障害があると、これができません。

これは、ルールが逆転したのに気づかないからというわけではないそうです。ルールの変更に気づいているにもかかわらず、前のルールにのっとってボタンを押してしまうのです。

不思議ですよね。自分に不利になるにもかかわらず、いったん学習したルールを変えられないなんて。

また、意見の違いや立場の違いを理解するには、多様な声を同時にキャッチしている右脳の声を聞く必要があります。そのためには、左前頭前野が活動しすぎる状態というのは考えものです。自分で作った思考の枠から出ることが難しくなってしまうのです。そのため、左前頭前野を安静にさせる状態、デフォルト・モード・ネットワークを働かせていく必要があるのです。その上で、キャッチした右脳の声を活かすためにワーキングメモリーは重要になってきます。このように柔軟性は脳内の連携によって成り立っているのです。

3　協調性：ミラーニューロン、デフォルト・モード・ネットワーク、前頭前野内側

協調性は、人間関係を円滑に運ぶために欠かせない資質で、社会生活を営む上では重要です。世の中にはいろいろな環境や立場の人がいます。お互いを理解し、助けあったり、譲りあったりしながら同じ目標に向かって協力しながらやっていく性質が協調性です。
それには、この人はこう思っているかもしれないとか、こう言ったら相手はこう思うだろうということを推し量る必要があります。このような〝心の読み取り〟を行う能力は「心の理論」と呼ばれ、協調性には欠かせないものになります。

心の理論には、下頭頂小葉、楔前部、後部帯状回、前頭前野内側が関わっていると考えられています。特に右の下頭頂小葉と楔前部は不可欠な部位だとされています。

有名な心の理論の課題にサリーとアン課題というものがあります。サリーとアンが一緒の部屋で遊んでいます。サリーがカゴの中にボールを入れて部屋を出ていきます。その間にアンが別の箱にそのボールを隠します。そのことを知らないサリーが部屋に戻ってきてボールを探すときにどこを探すかということについて答えてもらうものです。

もちろん、正解は初めにサリーがボールを入れたカゴの中です。でも、心の理論が発達していない4〜5歳までは箱の中と答える子どもが多いそうです。他の人が自分とは違う見解を持っていることを想像するのが難しいために、自分が知っている事実をそのまま答えてしまうのです。

第1章でも少し触れましたが、この心の理論が働く場所とデフォルト・モード・ネットワークの場所がほぼ同じであることから、その関連性が考えられています。自分をふり返るときに働くデフォルト・モード・ネットワークと他人を理解する場所が同じというのもなんともおもしろいですね。

また、ミラーニューロンも協調性には欠かせないものとなってきます。なぜならミラーニューロンは、他人の行動や気持ちを理解するためには重要なものです。ミラーニューロンの働きによって、私たちは、無意識のうちに相手のしぐさや表情などをまねし、相手に共感を抱きやすくなります。つまり、この働きが低下していると相手を理解しうまくやっていくということが難しくなってくるのです。

特別篇

脳を会社に例えると

The Brain Company

脳は、私たちが肉体を持って地球上に生きていくための司令塔です。手足を動かすのも、人と話をするのも、食事をとることも、呼吸をすることさえも脳からの指令があって初めて可能になります。私たちが日常の生活の中で、いろいろなことを感じたり、考えたり、時には悩んだりするのも脳の働きがあってこそです。いっぽうで、呼吸の仕方や姿勢、食事など、ふだんの何気ない行動が脳に影響を与えています。

私たち人間の脳を〝ブレイン・カンパニー〟という架空の会社に例えてみました。この会社には独自のルールと特色があります。会社のしくみをかいま見ながら、神秘的な脳の世界を一緒にみていきましょう。その特色を知ることで、自分の望む人生を歩むために脳をうまく使えるようになるかもしれません。

私たち人間の脳〝ブレイン・カンパニー〟。

私たちは、誰もがこの会社に所属しています。でも、意外と自分が所属しているこの会社のことをよく分かっていません。この会社のしくみはいったいどうなっていて、日々この会社の中でどういうドラマが繰り広げられているのでしょうか。

まず、当社の特徴から説明します。当社〝ブレイン・カンパニー〟は、年中無休、24時間営業です。創業当時、いうなれば人類誕生のときからこのスタイルで変わらずやっております。

まぁ、こういってはなんですが、かなりの老舗です。コンビニエンスストアさんが24時間営業を始めたのは1975年6月。たかだか40年です。この営業スタイルでいえば、当社のほうがずっと先輩にあたるわけです。

当社は社長のワンマン経営になっております。多くの社員たちが当社で働いておりますが、社員たちは、基本的にみんなまじめに自分の業務を行っています。しかし、どこの会社でもそうだと思いますが、これがなかなかのハードワークです。なので、中にはさぼったり、「ほうれんそう」（報告・連絡・相談）を怠ったり、場合によると会社を辞めていく社員たちもいます。

当社は、同じ規模の本社と支社の2社から成り立っております。私たちの脳の左脳が本社に、右脳が支社にあたります。当社〝ブレイン・カンパニー〟では、本社つまり左脳が会社全体の方針を打ち出し、支社である右脳は、本社が打ち出した会社の方針に従うことになっています。

とはいえ、連絡網（脳梁）を介してリアルタイムにお互いの情報のやり取りは行われています。本社が方針を決めるときには支社からの情報を参考にし、決定したことはすぐに支社へと伝えられます。お互いに協力しながら会社の発展のために働いているのです。〝ブレイン・カンパニー〟では、お互いに苦手なところは相手に任せて、得意なところを活かすという運営方針をとっています。

左脳が言語を司り、論理的・分析的であるのと同様、〝ブレイン・カンパニー〟の本社も、論理的思考や経営分析などをはじめとした実務的な仕事が得意です。なので、本社でこの会社全体としてのビジョンを決め、そのビジョンに従って経営戦略を練り、具体的な運営方法を決定しています。

それに、右脳である支社が黙ってついていっています。

左脳である本社のイメージは、ちょっと懐かしい高度成長期の古き良き昭和の時代の社風が残っている感じです。常にワンマンな社長がいて、社長の言うことには絶対服従。かなり規則や管理が厳しく、上下関係がはっきりしています。

体育会系のノリがあり、全体としての団結力があります。社長の指示に従って目標に向かって一直線といったところでしょうか。妙に前向きでエネルギッシュで、行動的です。

右脳は本社が会社運営の決定権を持っている会社の支社のようなものです。右脳がものごとをイメージしたり、全体像をとらえたり、空間を認識したりするのが得意なように、〝ブレイン・カンパニー〟の支社も主に対外的なリサーチや、創造的なアイデアを出すことに従事しております。

そのため、支社は、本社と違いかなり自由な社風となっています。いうなればちょっと個性的でクリエイティブな芸術家たちを集めてきたようなイメージでしょうか。そのため、ものごとを論理的に考えたり、分析したりといった固い仕事は、ちょっと苦手です。ものごとを感覚的にとらえ、直感で判断しています。まぁ、そのおかげで良いアイデアが出てきたりもするのですがね。

本社が体育会系で一直線なのに対して、支社の社員たちは芸術家気質です。感情の起伏があり、ちょっとしたことで傷つきやすい性格の社員が多いようです。なかなかナイーブなんですね。

それほどまでに違いがある本社と支社をまとめて、ひとつの会社としてうまくやっていくためには、指示系統が一貫している必要があります。社長が全ての決定権を持っているということでひとつの会社としてまとまるわけです。

しかし、会社として発展していくためには、支社の意見を取り入れることは大切です。その際、重要になってくるのが左脳と右脳をつなぐ脳梁、本社と支社を結ぶネットワーク、連絡網です。

この連絡網が機能することで、本社の方針や指示が支社にもきちんと伝わり、支社の意見が本社へと届くことになります。つまり、この連絡網のおかげで、支社は本社の指示に沿った運営が可能となり、本社も支社からの枠にとらわれないアイデアを経営の参考にできるのです。お互いの得意な点を活かし、苦手なところを補い合って、会社の発展に貢献できるわけです。

本社と支社との連絡がなくなったらどうでしょう。連絡網がなくなれば、両社が独自の方針で会社を運営していくことになります。これだけ社風が違うわけですから、まず偶然に方針が一致するということは考えにくいでしょう。場合によっては、互いに足を引っ張り合う結果になりかねないのです。

まさしく、分離脳のときに起きてくる右手が左手の邪魔をしてしまう「エイリアンハンド」のような状態です。


次に、〝ブレイン・カンパニー〟の内部に目を向けてみましょう。

なんといっても〝ブレイン・カンパニー〟を運営していくにあたりもっとも重要になってくるのが社長です。社長は、脳でいうと左の前頭前野にあたります。社長が、基本的には当社の運営に関して全ての権限を持っています。社長はいろいろな部署から報告を受け、会社の方針を決定し、会社全体の指揮を執っています。私たちが脳で起こっていること全てを認識するのが難しいのと同じ

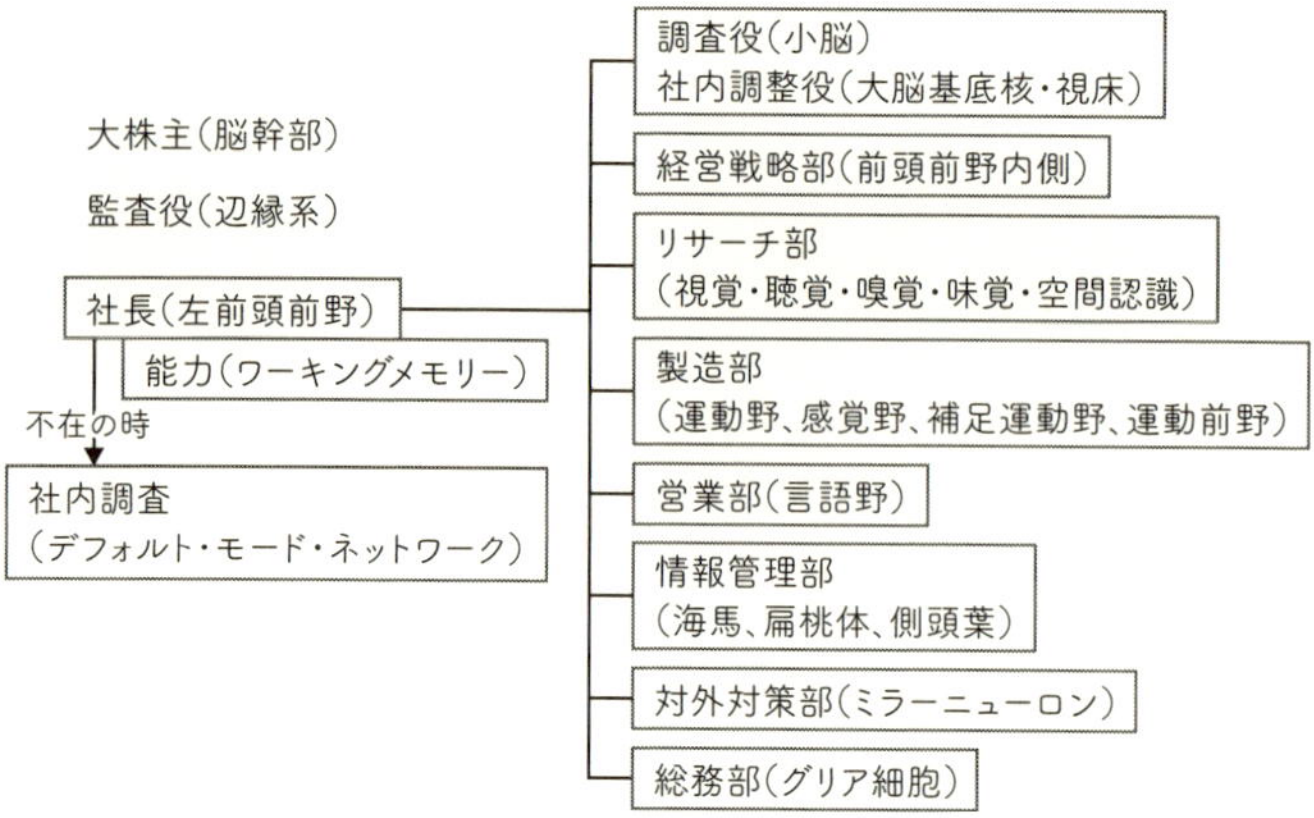

人事異動(脳の可塑性)

ように、いくら社長といえども会社で起こっていること全てを把握することはできません。

「社長は確かに会社にはずっといるけど、みんなの監視をして怒ってばかりでなんの仕事もしてないんじゃないか」「うるさいことばかりを言うような社長がいないほうが、のびのびと仕事ができるんじゃないか」って思うようなこともあるでしょう。

ワンマンな社長がいないと気楽なような感じもします。しかし、たまにいないというならともかく、会社の指揮を執る社長が完全にいなくなってしまうとなると話は別です。

いくら社員たちがみんな優秀で実力があったとしても、会社の方針がしっかり決まっていなければ、その実力を会社の発展のために活かすことはできません。会社の全体像を把握し、ビジョンを描く社長がいないままでは、社員たちはそれぞれがやりたい放題、お互いが一歩も譲らないといった状況になりかねません。会社としての機能を果たせなくなってしまいます。

他の脳の機能は残っていても、左前頭前野が障害されると社会生活が営めなくなるようなものです。

左の前頭前野を社長とするならば、右の前頭前野は、いうなれば社長のいうことには逆らわないイエスマンタイプの支社長といったイメージです。

そのため、右の前頭前野には独自の意思が存在しないかのように感じるように、支社長は影の薄い存在です。社長の指示に逆らえないんですね。

支社の状況から会社全体の見通しなどを社長に随時報告はしてはいるものの、支社長の意見が反映されるかどうかは、社長の気分次第ということです。社長も仕事量が少なくて心に余裕があるときには、ゆっくりと支社長の話に耳を傾けたりするんですが、何せ最近、ちょっと世知辛い世の中になってきたので、社長もずいぶんと忙しいようです。なかなか、支社長の意見をゆっくりと聞いている心の余裕はないみたいです。

支社長が存在感を発揮するのは、社長があまり働いていなかったり、ちょっとお休みをとっているとき、または社長に心に余裕があって社長との連絡が密にとれているときや、逆に社長からの連絡の手段がなくなって指示が途切れたときくらいでしょうか。

大会社の社長さんのことを想像してみると分かると思いますが、どんなに優秀な社長さんであっても会社で起こっている出来事全てを把握できません。同じように、私たちも、多くの神経細胞と複雑なネットワークを持つ脳の中で起こっているほんの一部しか顕在的には把握できてはいません。

潜在的には分かっていても、自分としては分かっていないと思っていることがたくさんあるのです。

たとえば、当社のように社長がワンマンで全ての権限を握っている場合、社長が自分の意見を言っているときには、支社長は違う意見を持っていたとしても口をつぐんでしまいます。同じように私たちは、左の前頭前野が働きすぎているときには右脳のかすかな声を感じとることはできません。右脳の声を無視し続けた結果、感情の爆発が起きるように、支社長も自分の意見を押し殺すにしても限界はあるのです。

とはいっても、社長にとって言語を持たない右脳の声というのは、耳慣れない外国語を話されているようなものなのです。いくら重要な情報であっても、忙しく働いているときにはそれを聞く余裕はありません。仕事がちょっと落ち着いているときに初めて耳を傾ける余裕が出てくるのです。

当然、大勢の社員がいる会社の状況全てをリアルタイムに把握するというのは、どだい無理があります。社員たちもその辺のことは十分にわきまえています。わざわざ自分の業務内容を1から10まで全てリアルタイムに社長へ報告するというようなことはしていません。そんなことをしたらあっというまに社長の仕事があふれかえってしまいます。重要事項だけを要領よく伝えているわけです。

そこで、社員たちが社長にどのような情報を伝えるのかを決めるのに参考にしているのが会社の方針です。それがないと社長がどのような情報を欲しいと思っているのか、会社を運営していくためにはどういう情報が必要なのかということを社員たちが把握することはできません。

社員が自分たちで勝手に判断し、きっとこれが大切に違いないと思った情報を社長に伝えるということになってしまいます。結果として伝える情報の選択基準が社員によって違ってしまい、本当に必要な情報が社長には伝わらないということになりかねません。


会社の方針がはっきりしていることで、社員たちがそれに従って、会社にとって今必要となる情報は何かを判断し、重要だと判断した情報だけ社長に報告していくことができるわけです。結果として、社長はより確実に必要な情報を手にすることができるのです。

この会社の方針は、私たちが注意を払っているものにあたります。会社の方針がはっきりしていないと社員たちが何を伝えていいか分からないように、私たちもどういうふうになりたいのかがイメージできていない限り、左前頭前野がその情報をキャッチするのは難しいのです。

＊ワーキングメモリーは社長の能力

とはいっても、社長の能力次第でとらえられる情報の量は変わってきます。

社長の能力が、脳のワーキングメモリーにあたります。社長の能力が他人によって違うように、ワーキングメモリーの容量にも個人差があります。当然、社長の力量次第で、どれくらいの仕事をこなせるのか、人の話を聞く余裕があるのかが変わってきてしまいます。


社長の能力が今一つの場合だと、自分の目の前の仕事だけで手一杯になってしまいます。そのため、少し仕事が増えるとミスが増えたり、ちょっとしたことでイライラしたりします。ワーキングメモリーの容量が大きいと右脳の声を聞いて創造力が発揮されるように、社長に心の余裕があれば支社長や他の社員の話を聞けるというわけです。

ワーキングメモリーの容量がいくら大きくても処理できる情報には限界があるように、いくら社長の能力が高くても対処できる仕事には限界があります。もし、社長が対処できる以上の仕事が集まったらどうでしょう？　当然、その全ての仕事をこなそうと思うと混乱してしまいます。ふだんだとしないようなミスをするかもしれません。当然、会社にとって良くない状況であるということは容易に想像できると思います。

社長が会社自体にどれくらい力を発揮できるのかによっても会社の状況は変わってきます。たとえば、もし社長の力が弱かったらどうでしょう。

脳でいうと社長の力が弱いというのは、左前頭前野があまり働いていない状態のことです。左前頭前野の機能が落ちていると理性を働かせたり、計画だった一貫性のある行動ができなくなっていきます。

同じように社長の力が弱いと、会社は組織としての力を発揮できません。会社を運営していく上でのビジョンや一貫性のある計画というのを立てるのが難しくなってきます。そのため、社会の中で安定して運営していくのは大変になってしまいます。

社員は比較的自由に発言できますが、社長はその意見に振り回され、会社としての一貫した方針がとれなくなってきます。

たとえば、

従業員A「社長、この企画どうでしょう」
社長「いいねぇ。斬新でおもしろそうだ。早速やってみよう」
従業員B「社長、こっちの企画のほうが安定した結果が得られますよ」
社長「確かにそうだね。やっぱりこっちだ」

ということが起き、計画性を持った行動がとれなくなります。

当然、他社との協力体制を作るのも難しくなります。競合他社に簡単に市場を奪われてしまうでしょう。

社長の力がある程度強ければ、従業員は社長の方針に従い、統制のとれた会社運営がなされます。社としての一貫した方針があるため、会社組織としての力を発揮しやすくなるでしょう。そのため、他社との協力体制もとりやすくなります。

では、逆に社長の力が強すぎたらどうでしょう。社長の力が強すぎる状態というのは、左前頭前野が働きすぎている状態です。

社長の力が強すぎて、独善的となってくるといろいろと不具合も生じてきます。社員は社長の顔色をうかがって、なかなか自由に自分の意見が言えなくなるかもしれません。それがひどくなると、社長にとって都合の悪い情報は伝えず、社長が気に入る情報だけを伝えるようになってしまうでしょう。

そうなると会社を発展させていくための新しいアイデアは埋もれてしまいます。さらに、会社にとって危機的な状況となりうる情報も社長の耳には届きにくくなるということにもなりかねません。

たとえば、

従業員A「この案件、社長に報告したほうがいいかな」

従業員B「やめとけ、やめとけ。この前、そんなくだらないことをいちいち報告してくるなって怒られたばかりじゃないか」

従業員A「そうだな。また機嫌壊されちゃあ、たまんないからやめとくか」

ということが起きてきます。

ところが、社長も社長室から席を外し、社外にいくことがあります。社員はそういうときにだけ自分の意見を言うようになります。

これが脳でいう「デフォルト・モード・ネットワーク」です。

こういうときには、以下のような会話が繰り広げられているのかもしれません。

従業員A「社長に言ってもどうせ取り合ってくれないから報告していないけど、この案件おもしろいと思うんだよね」

従業員B「今、社長、例の案件に夢中だからな。これ結構いいのにもったいないよな」

従業員A「そう思うだろう」

従業員B「社長の機嫌のいいときにそれとなく伝えてみたらどうかな」
ということが起こってくるのです。

＊デフォルト・モード・ネットワークは社内調査

デフォルト・モード・ネットワークは、社長がいないときを見計らって社員たちのこういった会話を引き出す社内調査のようなものです。社員たちの本音を引き出そうと思ったら、社長がいないほうがやりやすいわけです。社長がいると、どうしても社長にとって都合の悪い話などしてくれないですからね。

当社には、このような社長がいないときに秘密裏に働いている社員がいて、会社にとって必要なことを調査しているわけです。それをごく簡単に報告書に記載して社長に提出していますが、もちろん、どの社員が情報をくれたのかは社長には内緒です。それによって、早い段階で会社の問題を把握できたり、会社を発展させるための良いアイデアを拾えたりします。とはいえ、しょせん当社は社長のワンマン経営なので、その報告書を読むかどうかも社長次第というわけです。

＊脳幹部は大株主

ですが、ワンマンな社長にも影響を与えることができる人がいます。これが、会社運営の生命線である資金を提供してくれる人、つまり「大株主」です。大株主は、脳でいうと脳幹部にあたります。前頭前野が「人を人たらしめる脳」であるとすれば、脳幹部は呼吸をしたり、心臓を動かしたり、と私たちがこの世で生きていくことに関わっています。

大勢の社員を抱える大企業にもなりますと、自社の資金だけで会社を運営していくことが難しくなります。変化の時代ですから、どうしても新しいことにチャレンジしていかないと時代の波に乗り遅れてしまいます。そのため、資金を提供してくれる大株主が重要となってくるのです。肝心の資金がなければ、経営がうまくいっていたとしても会社は存続の危機に直面することになってしまいます。

とはいっても、大株主も会社がうまく機能して、順調に利益を出してくれさえすれば、その恩恵にあずかれます。そのため、会社の経営が順調なときには、それほど会社の方針に対して口出しをしてくることはありません。しかし、当然ながら大株主の意向は尊重されています。みすみす大株主の機嫌を損ねると分かっているようなことは、社長としてもしたくないのです。社長はそういうことも考慮に入れながら会社の運営を行っているわけです。

会社が順調に利益を出しているときには会社の方針にあまり口出しをしない大株主ですが、会社の業績が悪くなった場合には状況は一変します。会社の業績が傾いてくると、それを打破するために大株主は会社の方針に絶対的な発言権を発揮してきます。会社の株価が下がると大株主も損をするわけですから当然ですよね。危険を察知したとき、脳幹部が自分の身を守るために前頭葉の機能を抑えるようなものです。これは、自分の利益を守るためには理解できることです。しかし、年がら年中、こと細かに経営に口を挟んでいたらどうでしょうか。会社の生命線である資金を提供してくれているとはいえ、いちいち大株主の顔色を見ながらでは、社長はその手腕を十分に発揮できなくなります。会社における社長としての機能がそがれるわけです。

＊辺縁系は監査役

大きな会社になってきますと、監査役が必要になってきます。これは脳でいうと辺縁系にあたります。理想的な会社において監査役というのは、株主の利益を守るためや会社の資産の安全のための監視機関として働いています。具体的には、社長の仕事ぶりや会社のお金の使い方を監視し、大株主に会社の客観的な情報を与えています。

社長が何か違法なことをしたときには、それを止めるための権限を持っています。また、会社と社長がもめた場合には、会社の代表として法廷で闘うこともあります。

では、監査役が本来の役割である危機管理を怠ったらどうでしょう。これは、脳でいう扁桃体が機能しない状態、つまりリスク管理ができず生命にも影響を及ぼす状態です。監査役が本来の役割を果たさなければ、大株主も会社の状況を把握できません。第三者の立場で社長に注意をする人もいなくなってしまうわけです。

当社は、もともとが社長のワンマン経営の会社であるため、会社経営の全てが社長の人格と能力にかかってくることになります。社長がちょっと魔がさしたりしたら大変です。怪しい投資話にのったり、会社を私物化したりということもあり得ない話ではありません。

＊小脳は調整役

〝ブレイン・カンパニー〟には、この個性的な会社をスムーズに運営していくための調整役がいます。これが脳でいう小脳にあたります。小脳が身体感覚や視覚、聴覚と連携を取っているように、調整役も会社の各部署と連携を取り、会社全体がスムーズに運営されるように働いてくれています。

まぁ、裏方さんの役割をしてくれているわけですが、特に当社の商品を作る過程ではとても大事な役割を担っています。小脳が身体で覚えることに働いているように、調整役もルーチンワークに関しては経営陣の手を煩わせることのないよう仕事の段取りを進めています。そのため、調整役が機能しなくなると商品の生産効率が落ち、在庫を抱えるなど無駄が多くなってしまいます。

本社と支社それぞれにも社内の調整を担当する社員がいます。脳でいうと大脳基底核と視床がその役にあたります。大脳基底核や視床が、同じ側の脳の他のいろいろな部位と連携を取り、微調整をしてくれることでスムーズに身体を動かすことができるように、この社内調整がうまく働いていることで、社内がスムーズに運営されているのです。

では、当社の各部署について、さらにみていきましょう。

当社には、経営戦略部、リサーチ部、製造部、営業部、情報管理部、対外対策部、総務部の7つの部署から成り立っています。

＊前頭前野内側は経営戦略部

当社の経営戦略部では、リサーチ部が分析した競合他社や市場情報をもとに、当社が市場でどういう立場に立っているのか、必要なのは何かということを比較分析し、ビジョンを達成し、お客様により満足していただける会社として成長していけるための具体的な計画や行動目標を立てています。それを行うことで社員たちが行動しやすくなるわけです。

脳でいうと、自己モニタリングの場所である前頭前野内側になります。前頭前野内側が、他人と自分を比較し、自己分析し、理想の自分に近づくように自分磨きに精を出しているようなものです。

＊運動野、感覚野、補足運動野、運動前野は製造部

当社の商品を作っている会社の実動部隊が製造部です。脳でいうと、私たちの肉体を動かすことに直接関わっている運動野や感覚野、補足運動野、運動前野にあたります。実際の商品を生産するところが運動野、商品生産のための材料をそろえ管理し、商品生産の進捗情報を伝えるところが感覚野、その商品生産の指示を出しているのが補足運動野と運動前野といったところです。

当社では、効率よく商品を生産するため、ライン方式で製造を行い、1人の人が1つの工程を担当しています。複雑で時間がかかる工程には、より多くの社員が従事し、製造工程に従ってスムーズに作業工程が行えるように、工程順に並んで作業を行っています。その工程のどこかに少しでも問題が生じると制作工程全体も影響を受けてしまいます。

これは、運動野や感覚野ではそれぞれ対応する身体の場所が決まっていて、身体の隣り合ったところが脳の運動野や感覚野でも隣り合っているようなものです。運動野と感覚野でも口や指など複雑な運動動作をする場所に多くの領域を割いており、どこかに少しでも問題が生じると運動全般に支障をきたします。

また、会社の商品を生み出すために多くの部署が関わっているように、私たちの意思通りにスムーズに身体を動かすには脳のいろいろな部位が関わっています。

製造部は、先ほども述べましたように、商品を作っている制作課、商品生産のための材料をそろえ管理する材料管理課、生産ラインの指示を出す制作管理課の3つの課に分かれています。

制作課で作られた商品は決まった販売ルートに従って出荷されます。運動野が決まった経路を通って筋肉に情報を伝えているようなものです。一連の身体の動きがスムーズにいくために小脳と大脳基底核が働いているように、調整役や社内調整役が商品生産の微調整をしています。小脳や大脳基底核などに問題が起きたときに動作がぎこちなくなったり、不随意運動が起きたりするように、調整役や社内調整役がうまく働かないと在庫を抱えたり、必要な部品が足りなくなったりすることになります。

ここの人員が足りなくなっても、担当によっては他の部署に発注したり、機械を導入したりして対応することもできないわけではありません。しかし、他への負担が増え、作業効率はかなり低下してしまいます。

制作課へ届ける商品の材料を管理しているのが材料管理課、脳でいうと感覚野です。感覚の違いによって感覚野への伝達経路が3つあるように、材質によって仕入れ場所が異なっており、3カ所から仕入れを行っているという感じです。

商品製造の具体的指示を出す制作管理課が補足運動野や運動前野にあたります。新商品を手がけるときには制作課への教育も行っています。そのため、ここが機能しないと商品を作る能力はあっても商品制作に問題が生じてくるのです。

＊視覚・聴覚・嗅覚・味覚・空間認識はリサーチ部

では、次に当社におけるリサーチ部の働きをみていきましょう。市場や競合他社といった対外的なリサーチを行っており、いろんな視点からものごとをとらえ、複合的に判断するためには重要になります。ここが働いていないと状況を的確に把握できず、経営戦略を立てることが難しくなってきます。脳でいうと、視覚・聴覚・嗅覚・味覚といった感覚や空間認識がリサーチ部にあたります。

当社のリサーチ部は、5つの担当に分けられています。

他社や他組織の視察を担当しているところでは、視察の結果得られた情報を2つのグループそれぞれが現状分析と動向分析を行っています。これは、視覚野の経路がWhat経路、Where経路に分かれ、見ているものを判断しているようなものです。私たちがふだん目にしていたとしても、注意していなければその存在にすら気がつかず見落としてしまうように、視察の目的がはっきりしていなければ、それに沿った有意義な視察はできません。また、視察で得られたデータを踏まえてどうするのか決めるのは社長です。要するに、視察を生かすも殺すも社長次第というわけです。

市場の動向分析を担当しているところが、脳でいう聴覚野にあたります。本社と支社それぞれの視点から同じ市場のヒヤリング調査を分析し、リアルタイムで情報交換を行うことで的確な動向分析をしています。ここが働いていることで初めて、調査が活かせることになります。音として聞こえていても聴覚野が働いていないと意味をなさないようなものです。

他社や市場からのリサーチの緊急分析を担当しているのが、嗅覚野にあたります。ここでは詳細な分析をするというよりは、即座にざっくりとした分析を行っています。そのため、ここが本当に威力を発揮するのは、緊急事態が生じたときです。いち早く問題点のあたりをつけ、とりあえずの対処を可能にしてくれるのです。嗅覚が他の感覚よりも辺縁系との結びつきが強く、緊急時に働きやすいようなものです。

この部署で社員のモチベーションを高めるために働いているのが、味覚野にあたります。味気ないという言葉もありますが、味覚のない世界は寂しい感じがします。食事をとるということすら単におなかを満たすためであって、楽しみではなくなるでしょう。場合によっては、十分な栄養をとるということに問題が出てくるかもしれません。同じように社員のモチベーションがなければ、与えられた仕事を仕方がないからこなすということになり、仕事の効率が低下してしまいます。

そして、他のリサーチ部からの情報を整理しているのが、空間認識に携わる右の頭頂葉です。ここでは、分析結果を分類整理して報告書にまとめ、全体像を分かりやすくしています。空間認識が障害されていると見えているものの全体像が把握できないように、この働きがないと一つ一つの分析がなされたとしても全体像はつかめません。本来であれば重要なはずの情報の見落としが起こってしまうのです。

＊言語野は営業部

そして、当社のもう1つの実動部隊である営業部は、脳でいうと他人と関わり、情報のやり取りをするのに欠かせない言語野にあたります。言語野には、話すことに特化した場所と理解するのに特化した場所があるように、当社の営業部には、プレゼンが上手な営業マンと聞き上手な営業マンがいます。

というのも、商品を売るためには、商品の良さを伝えるプレゼンが必要です。ただ、相手との関係性を結んだり、商品の改良点や顧客のニーズを探ったりとなると聞き上手である必要があります。顧客の欲しいものは顧客が一番知っているわけですから顧客のニーズを聞きだすというのは重要になってくるわけです。そういった意味では、営業部の働きは会社の業績に直結してくるといえるでしょう。

＊記憶は情報管理部

今までの顧客・他社・市場などの情報管理を行っているのが、脳でいうと記憶を担当する部位にあたります。

なかでも膨大な情報を今後に活かすために欠かせないのが情報のデータベース化です。ここでは、競合他社や顧客情報、最近の世論や流行など、新しく入ってきた情報を整理し、データベース化していません。それをしないことには、せっかくの情報もその場限りのものになってしまいます。脳でいうと海馬がそれにあたります。

企業にとって、リスクを想定し、管理していくことは重要です。そのため、リスク管理に関する情報は、別の場所で扱っています。扁桃体がこれにあたります。

そして、得られた情報の管理保管を担当しているのが、側頭葉にあたります。よく使われるデータは取り出しやすいところにおいてあって、保管場所も把握しているのですが、めったに使わないとなると奥のほうにしまわれて、どこに片付けたのか分からなくなってしまうといったことも起きてきます。

＊ミラーニューロンは対外対策部

最近は、時流に乗って他社と協力する機会が増えてきたため、当社でも対外対策部を設けております。脳でいうとミラーニューロンがそれにあたります。他社の状況を把握することで、他社との連携を強化し、技術開発や販売協力を行いやすくしているわけです。今はやりの協調戦略です。この国際化社会を生き残って会社を発展させていくためには、お互いに争ってつぶしあっていては双方が疲弊して共倒れになってしまいますからね。

ミラーニューロンが他人の状況を理解し、協調して社会生活を営んでいく上で欠かせないのと同じようなものです。

＊グリア細胞は総務部

そして、これら大勢の社員たちを裏で支えているのが、総務部です。脳でいうとグリア細胞にあたります。みんなが仕事をしやすいように事務業務全般を担ってくれています。社長のサポート業務や全社的な情報の連絡・調整、業務事項などの全社通達、他部門のサポート、全社的活動の準備・ＰＲ活動・運営とその支援など、他の部門の社員が働きやすい環境を整えてくれているわけです。

＊脳の可塑性は人事異動

どこの会社もそうですが、当社でも人事異動はあります。忙しいところに人員を配置し、暇になったところは人員を減らすということをしています。まぁ、よく使われる機能の神経細胞が増えていく脳の可塑性のようなものです。大人になると幼少期ほどには脳の可塑性が発揮できなくなるように、会社の規模が小さくて社員たちの専門性がはっきりしていないときには簡単だった人事異動も、それぞれの専門性がはっきりしていると難しくなってくるわけです。

第3章
自分を変える脳のトレーニング

第1節　あなたの理想の状態は？

第1章で脳の機能について、第2章で私たちが持つそれぞれの資質についてみてきました。特別篇では、脳を身近なものとして感じてもらうために会社に例えてみました。では、あなたの現状を理想とする状態へ変えていくにはどうしたらよいのでしょうか。

1　ゴールを決める重要性

脳を鍛えるためにもっとも重要なことは、自分がどうなりたいのかというゴールを決めることです。自分がどうなりたいのか、つまり望むゴールが何なのかで鍛えたほうがよい脳の部位は変わってきます。

私は16年間「急性期病院」という、救急車の受け入れを行っている病院で神経内科医として勤務してきました。神経内科の病気で、救急車で運ばれてくる方は、ほとんどの場合は脳梗塞です。昨日までは健康に過ごしていたのに、ある日突然半身が動かなくなったり、言葉が話せなくなったり、物を飲みこむことができなくなったり、ひどい場合には意識がなくなり、お亡くなりになる場合もあります。

回復される方もいますが、残念ながら後遺症が残る方も多くいらっしゃいます。そういう方たちに対し、回復が見込める時期に、集中してリハビリを提供する病院が「回復期病院」です。私はそこで3年間勤務した後で、在宅医療に携わっています。

この20年以上の長い年月を通して、感じたことというのは、「人によって価値観が違う」ということです。いくら医学的に最善であったとしても、それを受け入れるのかどうかを決定するのは、本人なのです。

脳梗塞にかかる方には、糖尿病、高血圧、高脂血症といった、いわゆる成人病をかかえている方が多くいらっしゃいます。再発を予防するためには、それらを厳密にコントロールするということが重要です。しかし、厳しい食事制限やインスリン投与などが最善であったとしても、本人が守れないようなものであっては意味をなしません。であれば、多少リスクは上がったとしても、その人ができる妥協点は何かを探す必要があります。

そして、もう一つは年齢です。40歳で脳梗塞になった人と、90歳で脳梗塞になった人と、同じ再発予防の指導をするのか？ということです。もちろん、90歳だからといって食事指導をしなくてもいい、というわけではありません。しかし、本人としても家族としても、「もう年だから好きなものを食べたい」というニーズが強くなります。それは、病気の視点からは間違っているわけですが、その人本人をみた場合はどうでしょうか？

リハビリテーションに対する考え方でも、同じことがあります。麻痺を治す、運動の機能をよくするという視点だけでみると、「人に手伝ってもらってでも歩ける」がゴールになるでしょう。でも、本人に「お家に帰りたい」というニーズがあって、しかも「日中は家に誰もいない」ということであれば、「車いすでもいいから自立」というゴールも選択肢としてあがるかもしれません。

どちらかが正しい選択というわけではなく、「どちらが本人にとってベストなのか」というその人の価値観に合わせた目標が大切だと思うのです。

ちょっと話は違うかもしれませんが、自分の価値観を大切にして、自分の目指すゴールを設定することが大切だと思うのです。目指すゴールがなく歩き始めても道に迷うだけです。まぁ、時には道に迷うのもよい経験にはなりますが、迷ってばかりだとゴールにたどり着くのは奇跡に近くなります。

2　ゴールを決めるためのポイント

目指すゴールを決めるときのポイントは、２つあります。

１つ目は、自分が本当に望むものは何かということにフォーカスすることです。時に私たちは、周りの人が思い描いている理想の姿を自分自身が望んでいるものととらえてしまいます。しかし、それでは目指す状態になったとしても喜びを得ることは難しくなってしまいます。こうすべき、こうあるべきと思った時点で、それは頭の中で考えている理想の姿である可能性があります。それは、もしかすると真に自分が望んでいるものではないかもしれません。

私たちは、意外と自分が本当に欲していることが分からないものです。特に日本人は、小さいときから規則を守り、周りの人たちに合わせるように育てられてきました。

そのため、他人の声を聞くのに必死になって、自分の心の声を聞くことを忘れがちです。他人の気持ちに配慮しないでいいといっているわけではありません。他人の気持ちに配慮するのと同じくらい、自分の気持ちにも気を配り、自分の気持ちに正直になってもいいかなと思うのです。

というのも、嘘をつくということは脳にとっても身体にとってもかなりの負担になるからです。

アメリカのテンプル大学脳画像センターのスコット・ファロ博士が行った実験です。[78] 6人の被験者たちに模造銃を撃ってもらいます。その後で「銃を撃たなかった」と嘘をついてもらいました。さらに、別の5人の被験者たちには、銃を撃たずに「銃を撃たなかった」と真実を語ってもらいました。そして、嘘をついた人と真実を語った人の脳の状態をｆＭＲＩを使って比べました。

すると、嘘をついている人たちは、真実を話した人に比べてより多くの部分の脳が活動していたそうです。嘘をつくということはそれだけ脳にとって大変な作業のようです。この実験ではポリグラフも使っているのですが、ポリグラフでも嘘をついた人と真実を語った人には明らかな違いがあったそうです。

ちなみに、ポリグラフは、心拍数や血圧、呼吸数をモニターするもので、嘘発見器としても使われたことがあります。要するに嘘をつくと身体が緊張状態になります。その見た目には分からないわずかな変化を機械でとらえるわけです。

実験で頼まれてついた嘘でさえ、脳や身体に負担がかかっているわけです。なので、それが自らついた嘘であればさらなるストレスがかかることでしょう。

同じような言葉を発し、行動をしたとしてもその人が本当の自分の気持ちに添って行動しているのか、自分を抑えつけた結果そうしているのかでは大違いです。意外と他人の目から見たほうが分かることもあります。

自分に正直に生きている人が魅力的に見えるのは、その瞬間をリラックスして楽しんでいるからなのかもしれません。

そして、もう1つは、自分にできるかどうかという判断をしないことです。自分の最大限の理想を思い描き続ける感じでしょうか。

前述のように「妄想好きだと出世が早い！」という報告があります。「コスモポリタン」に書かれた記事によると、妄想により出世したり、社会的技能が高まったり、人間関係が改善するそうです。実際、妄想中には脳の活動が活発になっているという報告もあります。

では、なぜ妄想がこれほどまでに効果的なのでしょうか？

私が思うに、少なくとも以下の4点が挙げられます。

（1）人は期待した通りの人間になる（ピグマリオン効果）

同じＩＱの生徒であっても、担任の先生にこの子はＩＱが高く、将来伸びる可能性があると伝えられた子どもは、翌年の成績が良くなることが分かっています。自分が自分のことをどう思っているのかというのは、もっと影響を与えると思われます。

（2）妄想を確信できたとき（自分に自信を持てたとき）、能力を十分に発揮できる

同じ課題をやっても自分に自信があるときのほうが成績が良いという実験結果があります。

（3）妄想を実現するための情報をキャッチしやすい

私たちがふだん接している多くの情報のほんの一部しか顕在的には認識できていない。妄想が具体的であればあるほど、よりそれに注意が向き、それに関連した情報をキャッチできるようになる。

（4）理想の状態を具体的にイメージしているとき、脳はその状態であるときと同じ部位が活性化している

このように理想を実現するのに有効な妄想ですが、それは自分に制限をかけない状態を生み出してくれます。この制限をかけない状態がゴールを決めるためには重要なのです。

第2節　あなたに必要な資質と能力は？

1　仕事でスキルアップする

ハーバード大学のロバート・カッツ教授は、ビジネスパーソンに必要なスキルは大きく3つに分けられるとしています。

1つ目がテクニカルスキル。これは業務に関する知識や業務を行うための能力です。技術者として習得すべきスキルの総称になります。

2つ目がコンセプチュアルスキル。これは概念化する能力です。状況分析や意思決定能力、企画・創造力など問題を整理・判断する能力の総称になります。

3つ目がヒューマンスキル。これは対人関係能力です。コミュニケーション力や交渉力など、組織で協調する上で重要なスキルの総称になります。

企業で勤めていく上では、一般社員であろうが経営幹部であろうがヒューマンスキルが重要になります。ただ、このスキルがもっとも求められているのが中間管理職です。

ちなみに、一般社員であれば、特に重要視されているのがテクニカルスキルであり、管理職や特に経営幹部にとってはコンセプチュアルスキル、全体を見通す力が重要でしょう。

テクニカルスキルで大切な資質は、継続力、運動能力、記憶力です。仕事上必要となる専門のスキルを獲得するには、知識や技術を覚えるための運動能力や記憶力だけでなく、身につけるまでやり続けるという継続力が必要となってくるということです。他にも積極的に学ぼうとする積極性やミスなく正確に作業するための誠実さも大切でしょう。

コンセプチュアルスキルで大切な資質は、問題解決能力、段取り力、決断力、論理力です。具体的には、自分の部署だけではなく、会社全体の状況をみる能力や市場の状況などから先を読む能力、その状況を論理的に考え、それに応じてこれからの経営戦略をたて、決断する能力が必要になります。

ヒューマンスキルで大切な資質は、コミュニケーション力、協調性、柔軟性、想像力です。具体的には、業務を効率よく進めるためにはどうしたらよいかを話し合い、いろいろな個性を持つ相手の状況を想像し、相手を受け入れ、快適な職場となるようにコミュニケーションをとる能力が必要になります。そのためには、自分をコントロールする自己管理力もある程度は必要です。

また、一般社員であってもどういう職種なのかで、必要な能力は変わってきます。自分のやりたい仕事に必要な資質と能力は何かをチェックしましょう。

一般事務、経理会計、法務、財務などの事務・管理職では、誠実さ、段取り力、協調性といった資質が重要になります。具体的には、書類作成、帳票作成、データ入力などをミスがなく正確に作業する能力や、同じ作業を習慣付けて行うこと、作業を効率的に行うための準備や他者と連携して円滑に業務を進めることが求められます。そのためには特に左前頭前野を鍛え、ミラーニューロンを活用する必要があります。

営業、販売スタッフ、接客、バイヤーなどの営業・販売関連職では、段取り力、コミュニケーション力、積極性といった資質が重要になります。具体的には、顧客や取り引き先へ率先して営業、接客し、目標に向かって取り組む積極性や相手の状況を想像し、それに応じての交渉、説得する能力が求められます。そのためには、特に脳梁を鍛え、ドーパミンを活用する必要があります。

システムエンジニア、品質管理、機械設計、研究開発など技術関連職では、論理力、記憶力、問題解決能力、継続力といった資質が重要になります。具体的には、クライアントが満足する商品、サービスを開発するための知識と論理的思考、完成に至るまであきらめず努力する能力や商品、サービスのトラブルに対応するといった問題が起こった場合に的確に解決する能力、データ入力、プログラミング、設計など要求された作業を確実に遂行する能力が求められます。そのためには特に左前頭前野と言語野を鍛える必要があります。

編集者、記者、調理師、各種デザインなどクリエイティブな職業では、創造力、想像力、柔軟性といった資質が重要になります。具体的には、求められているもののイメージを膨らませ、新しい発想や価値を開拓し、形にしていく能力、多種多様なものを受け入れ、状況に合わせて変えていく力、締め切りに間に合うように仕事を確実に遂行する能力が求められます。そのためには特に五感と空間認識を鍛える必要があります。

広告宣伝、マーケティング、商品開発など企画関連職では、行動力、決断力、創造力、想像力といった資質が重要になります。具体的には、情報収集を的確に行い顧客のニーズをイメージし、相手に伝わりやすい形で今回はどの方法をとるかを決め、どんどん発信していく力が求められます。そのためには特に左前頭前野と空間認識を鍛える必要があります。

生産、品質管理、現場監督、各種製造、各種運転など製造関連職では、運動能力、誠実さ、段取り力、時間感覚といった資質が重要になります。具体的には、技術を身につけ、安全、着実にものごとを進める力や仕事を効率的に行うための準備や順序立てをし、決められた時間内に行う力が求められます。そのためには特に運動野と小脳、空間認識を鍛える必要があります。

看護師、介護職、カウンセラー、セラピストなど対人支援職では、コミュニケーション能力、問題解決能力、柔軟性、想像力といった資質が重要になります。具体的には、患者やクライアントとの関係性を築くためのコミュニケーション能力、相手の問題を把握し解決への手助けをするための問題解決能力、いろいろな相手の状況をイメージし、相手を受け入れ、相手に合わせて対応するための力が求められます。そのためには特に言語野を鍛え、ミラーニューロンを活用する必要があります。

2　プライベートを充実させる

第2章でも触れましたが、私たちの幸せには温かな人間関係と健康が関係しているといわれています。そのせいか悩みのほとんどは人間関係であるとさえいわれています。驚くことに健康でさえも温かな人間関係が築けているかどうかで変わってくる可能性があるのです。

アメリカのロチェスター大学シェリル・カーマイケルらが１９７０年代に20代だった１３３人を対象に約30年にわたり追跡調査を行いました。すると、20代に深い友情を築いた人ほど後々健康で長生きしていたそうです。[79]

想像してもらっても分かると思いますが、プライベートで温かな人間関係を築くには、仕事上のヒューマンスキルとは違った資質が必要になってきます。

最初が肝心といわれるように、人間関係を広めていく上では、最初の印象は大切になってきます。最初の印象ひとつで、その後のその人との関係性が変わってきます。同じ行動をとったとしても、「良いイメージの人」と「悪いイメージの人」とでは、相手が受け取る印象というものはずいぶんと変わってしまいます。

そして、最初に作られた印象を変えるというのは、意外に大変なのです。最初に作られた印象がなかなか逆転しないことを「初頭効果」といいます。

アメリカの心理学者ソロモン・アッシュ博士が行った実験です。[80]

ある人の性格について、「知的な—勤勉な—衝動的な—批判的な—頑固な—嫉妬深い」という順番で言われた場合と「嫉妬深い—頑固な—批判的な—衝動的な—勤勉な—知的な」という順番で言われた場合でのその人の印象を比べました。

すると、「知的な—勤勉な—衝動的な—批判的な—頑固な——嫉妬深い」という順番で言われた場合、グループの人たちの多くが、その人のことを「いい人だ」と評価しました。しかし、それに対して、逆の順番で言われた場合には、グループの人たちの多くは、その人のことを「悪い人だ」と評価したのです。つまり、最初に提示された言葉が印象に残りやすいということです。

では、初対面の印象をよくするにはどうしたらよいのでしょうか？

よくいわれているのが、以下の6つになります。

1　笑顔が良い
2　明るい口調や表情：感情を表現する
3　落ち着いている
4　名前を覚えている
5　相手の意見や言葉を否定しない
6　話を聞いてもらったことに感謝する

初対面の場合には、積極性、コミュニケーション力、柔軟性といった資質が必要になってきます。具体的には、新しい人との出会いに心を開くこと、相手との関係性を築くためのコミュニケーション力、相手との違いを受け入れることが必要です。そのためには特にミラーニューロンとドーパミンを活用する必要があります。

いっぽう、相手との関係性を深めていく場合には、誠実さ、想像力、柔軟性、コミュニケーション力といった資質が重要になってくるでしょう。具体的には、相手との信頼性を築いていくために、相手の状況をイメージし、相手との違いを受け入れる力や相手に対する一貫した態度、相手の話を聞く力が必要になってきます。そのためにはワーキングメモリーを鍛え、オキシトシンを活用する必要があります。

第3節　改善策に取り組む前に

1　継続する重要性

自分を変えていくために大切になってくるのは、継続することです。新しい習慣が身につくには、最低でも2週間、だいたい1カ月くらいかかるといわれています。

というのも、私たちの日々の行動の約40％が毎日繰り返し行われていること、つまり習慣で動いているとされているためです。習慣は、自動的で変更が難しく、自分が自動的に動いているということに気づかないのが特徴です。つまり、よほど意識的に変えようとしない限り、習慣になってしまったものは変えるのが難しいのです。

ウェンディ・ウッド博士は第122回アメリカ心理学協会の会合で「同じ状況下で一定の動作が繰り返されると、人は同じ状況になったとき、自動的に動作を開始することが分かった」と述べています。つまり、リビングに入るとすぐにテレビをつけるということを繰り返し行っていると、リビングに入ることがきっかけになって、自動的にテレビをつけるという反応を引き起こすようになるということです。

彼は、習慣は私たちの意識の外にあるのではないかと推察しています。というのも、私たちは、習慣で行っている行動に関して、今なぜそれをしているのかを説明することはできません。たとえ、それが悪い習慣であったとしても、繰り返してしまい止めることが難しいのです。

ただ脳にとって習慣があるということはメリットでもあります。自動的に行動してくれる習慣があるおかげで、脳はいちいち思考にエネルギーを割かなくてもよくなります。つまり省エネできるわけです。そのため、そのエネルギーを他のことに向けられるようになるというわけです。実際、習慣の力は強く、私たちの習慣を変えようとする意志のエネルギーが少なくなると簡単に昔の習慣に戻ってしまうのです。

2　継続するコツ

いくら継続が重要であるとはいえ、それがストレスになるようであれば、脳を鍛えるという意味では本末転倒です。短い時間であっても無理なく楽しんで行うほうが効果的です。なんといってもストレスは脳にとっては大敵です。それが自分にとって負担が大きいのであれば、毒と薬を一緒に飲んでいるようなものです。

そのため、自分がストレスなく、楽しんで続けられるバランスを見極めることも大切になってきます。何をストレスに感じるのかには個人差があります。自分の気持ちを大切にして行うようにしてください。

私はわりと継続することが得意です。今、ほぼ毎日書いているフェイスブックページも始めて3年半になります。そのため、どうやったら継続できるのかと友人たちからそのコツを聞かれることもあります。そこで、私なりに感じている継続のためのコツを挙げてみたいと思います。

①自分の興味がある分野について行うこと

さすがに私も興味のない分野のことを無理矢理やろうとしても続きません。なので、「毎日5分運動する」ということは、私にとってはとてもハードルの高いものになります。自分が楽しんで取り組めるものは何か考えてみるといいかもしれません。ただし、もしその取り組みが苦手であっても、なりたい自分の姿が明確であれば話は別です。それが原動力になってきます。その際には、これくらいなら毎日できるという自分なりの尺度を持つとよいでしょう。

②最初から完ぺきを求めない、とりあえずやってみる

そもそも何のためにそれをやろうと思ったのでしょうか？　何かが上達するためということであれば、最初はできなくて当然です。練習しなくても完璧にできるのであれば、継続して行う必要なんてないわけですから。

私は記事を毎日書いていますが、最初に書いた文章は、今よりも読みづらかったと思います。私の場合、文章を書く練習、知識の整理と情報収集も兼ねて、書いたものをアップするということが

目的ですので、最初の段階では、誤字脱字や誤植などをこと細かにチェックするということはしていません。代わりに、後日、以前に書いた文章を加筆・修正したりしてアップすることもあります。

③いきなり大きすぎる目標を立てない

最初からいきなり大きな目標だと始めるのが難しくなるだけでなく、挫折しやすくなります。あまり労力をかけすぎると挫折のもとです。自分にとって無理のない範囲で行うことが大切です。ちょっとしたことでもいいので、続けることが大切です。

サルと人間を一緒にするのもどうかとは思いますが、おもしろい実験があります。アメリカ国立精神保健研究所のリッチモンド博士と設楽宗孝博士が共同で行ったものです[81]。

サルの目の前にモニターを置きます。赤色のサインが表示されたらレバーを押し、サインが緑色に変化したらレバーを離すということをミスなくこなせたら、ご褒美のジュースがもらえます。これくらいの単純作業だと成功率は97％を超えるそうです。

しかし、ご褒美のジュースを4回連続で成功したときに与えると、成功率は格段に下がってしまうそうです。なんと初回での成功率は75％にまで落ちてしまうのです。そして、2回目で80％、3回目で93％、ジュースがもらえる最後のステップでは通常通りの97％の成功率に戻ったのです。

つまり、報酬にたどり着くまでのステップ数が多くなると、仕事のエラー率が高くなるということです。この報酬は、もちろんジュースである必要はありません。

人間の場合、何かを達成した、人に評価されたなどでも、十分代わりになります。そのため、よくいわれているように、目的までのスモールステップを設定して、達成感を得るというのが、大切になってくるわけです。

実際、ストックホルム大学の研究チームが先延ばしにする癖があると自ら考えている150人ほどに対して行った実験でも、そのことが証明されています。

長期的な目標設定をより具体的で小さい目標設定に分けることや、小さい目標を達成したときに1杯のコーヒーや休憩などの報酬を与えることで、先延ばしが改善したのです。自分で管理するよりも、セラピストが補助として付くとより効果があったそうです。[82]

正直、私も最初から3年半続けようと思って始めたわけではありません。とりあえずためしに1週間くらいやってみようと思って始めたわけです。それで、喜んでくれる人たちがいたので、じゃあもう1週間やろうかという感じで、気がついたら3年半経っていました。

④即効性を期待しない

ほとんどの場合、結果に結びつくには時間がかかります。結果を期待しすぎると、それが得られないときにがっかりして、挫折してしまいます。しかも、残念ながら私たちは、自分の日々のわずかな変化に気づくことはほとんどありません。久しぶりに会った人たちから指摘されて初めて、自分の変化に気づくということもよくある話です。私も3年前に自分の書いた文章を読んで初めて少しましになったかもと思いました。これは、変化盲と呼ばれる現象です。

人がいかに変化しているものに気づかないのかという衝撃の実験があります。

１９９８年にシモンズとレビンが行ったものです」。実験者が通りすがりの人に道を尋ねます。実験者と被験者が話をしていると、ドアを運んでいる作業員たちが二人の中を割って入り、通りすぎます。このときに会話をしていた実験者がドアの裏に隠れて、別の人と入れ替わります。全く別の人物に変わったにもかかわらず、気づいたのは15人中たったの７人だったそうです。体型が変わったり、人種が変わったり、ときには性別まで変わっているにもかかわらず、半数の人は気づきもしなかったのです。

これに関しては、さらに衝撃的な実験があります[83]。２枚の女性の写真を見せ、魅力的だなと思うほうを選んでもらい、被験者に渡します。ところが、この実験者は実はマジシャンで、渡すときに本当は選んでいないほうの女性の写真を渡します。

そして、「どうしてこちらの女性を選んだのですか？」と聞きます。すると、「微笑みがいいから」とか「イヤリングが気に入ったよ」と答えるそうです。本当は選んでもいないのに。

これくらい変化に気づかないようにできているのです。そして、いったん自分が選んだ（と思い込んでいる）ものに関しては、特に疑わずに、その選んだ理由を探し出してしまいます。ビックリしますよね。だからこそ、柔軟に変化に対応して、適応していけるのかもしれません。

しかし、自分の目標や状態を意識していないと、自分でも気づかないうちに周りに流されて変わっていってしまったり、自分の小さな成果に気づかずがっかりしたりすることになってしまいます。

⑤仲間を作る

1人で行うより、一緒に同じことをしている仲間や応援してくれる人がいると継続しやすくなります。私もただ黙々とパソコンに向かって書くだけだったら続かなかったと思います。フェイスブックにアップし、その反応があるからこそ続けることができたのだと思います。

第4節　脳の各部位を鍛えるには

1　前頭前野

前頭前野を鍛えるのに効果的だとされているのが、有酸素運動と音読です。ジョギングを行うことで前頭前野が活発に働くようになることが分かっています。体力には個人差がありますので、負担にならないところから始めるのがよいでしょう。

音読は、最低10分間、なるべく速く読むというのがポイントです。リズムよく読むようにするとさらによいでしょう。できれば、同じ文章ばかりを読むのではなく、違う文章も読むようにしましょう。新しい刺激は脳を活性化させるのには効果的です。

〈左前頭前野が働きすぎるときには〉

ここでいう左前頭前野が働きすぎるときというのは、思考が働きすぎている状況です。社会の常識や過去の自分にとらわれるあまり、創造力を働かせることができなくなっている状態です。

こういうときには、意識的に安静時に働くデフォルト・モード・ネットワークを活用するとよいでしょう。デフォルト・モード・ネットワークは、柔軟性や協調性といった資質には欠かせないものです。

デフォルト・モード・ネットワークを整えるには、思考から離れるということが大切です。そのためには、十分な睡眠をとること、瞑想を行うこと、歩くこと、好きな音楽を聴くことが有効だとされています。

実際、睡眠不足の人では、このネットワーク機能が低下していることが分かっています。[84] ジャック博士らが18歳～35歳の11人を対象に行った実験では、もともと睡眠に問題のない健康な人であっても、睡眠不足に陥ると本来備わっているこのネットワーク機能に変化をきたしたそうです。

最近は瞑想やヨガの効能について、かなり見直されてきており、医学雑誌での報告も目立ちます。アメリカの名だたる大手企業も瞑想を従業員に推奨しています。ざっと挙げるだけでもアップル、グーグル、ヤフー、ナイキ、マッキンゼー、Ｐ＆Ｇ、ＡＯＬタイム・ワーナーといった誰もが知っているような企業が並びます。

これは、従業員のメンタルや健康度を上げるためだけではなく、企業の純利益を上げるためともいわれています。アップルの創造的でイノベイティブな商品は瞑想の習慣から生まれたのではないかと推測している人もいますし、ＡＯＬタイム・ワーナーにいたっては、瞑想クラスを勤務の中に取り入れているそうです。

最近では、２０１４年アメリカのスーパーボウルでチームを勝利に導いたシアトル・シーホークスのコーチであるキャロル氏が、選手のトレーニングの日課に瞑想を取り入れていたということがニュースになっていました。試合のときの集中力や精神的な態度を向上させるのが目的だったそうです。

その他にも、デフォルト・モード・ネットワークを乱すとされるデジタル機器から離れるデジタルデトックスも効果的です。

具体的には、スマートフォンやパソコン、ゲームなど全てのデジタル機器に1日〜数日間全く触れない期間を設けるのがよいでしょう。

特に、下記のような徴候がある場合には、スマホ依存になっている可能性があるのでおすすめです。

□食事中や移動中にもスマホを見ている
□電波が届きにくい場所に行きたくない
□スマホ握ったまま眠ってしまう
□着信していないのに、着信音が聞こえたり、スマホが振動した錯覚に陥る
□フェイスブック等に書き込むネタを作るために行動することがある

□ＳＮＳがなかったら人間関係がなくなってしまう気がする
□会議や宴会中もフェイスブックやツイッターが気になり、スマホをチェックしてしまう
□時間の浪費になるのでやめようと思うが、やめられない
□スマホを忘れてしまった日は、とても不安になる

ただ、いきなり始めるのはストレスが大きいものです。そのため、事前の準備が必要になってきます。具体的には、電子機器から離れることを周りに知らせておくこと、緊急時の連絡手段を整えておくこと、メールの通知や配信を停止すること、正しいタイミングで行うことだそうです。他にも、スマートフォンであれば、完全に手元におかないというよりも機内モードにして、写真や音楽を楽しみ、緊急時の手段として使うということも推奨されています。[85]

〈ワーキングメモリーの容量を超えている場合には〉

情報量が多すぎる

もともとのワーキングメモリーの容量が十分にあっても与えられる情報量が多いと容量オーバーとなります。この場合には、さらにワーキングメモリーを鍛えるという負荷をかけるよりも情報量を減らすということが有効です。

①睡眠

まず大切なのが睡眠です。というのも、睡眠不足になるとワーキングメモリーがうまく使えなく

なってしまうからです。実際、睡眠不足になると、ワーキングメモリーが低下したときと同じようにイライラすることはよくあることです。

2007年にアメリカのカリフォルニア大学のマシュー・P・ウォーカー教授らのグループが報告しています[86]。

26人の学生を「睡眠充足グループ」と「睡眠不足グループ」の2つのグループに分けます。睡眠不足グループの学生には、一晩一睡もせずに徹夜をしてもらいます。その後でその両グループの学生に凄惨で不愉快な映像を見てもらいます。

すると、その2つのグループで脳の活動に違いが見られました。睡眠不足グループでは扁桃体が異常に活性化し、前頭前野の機能も低下していました。扁桃体というのは、怒りなどのネガティブな情動に関係する場所です。そして、前頭前野（内側）は、自分が何であるかという自己認知に関わっていて、扁桃体を鎮める働きもしています。つまり、ネガティブな感情を感じる場所が異常に活性化して、さらにそれを抑える場所の機能が低下しているということです。これが睡眠不足による「イライラ」の原因というわけです。しかも、自己認知の機能も低下しているので、我を忘れて周囲に当たり散らしてしまうということが起きやすいのです。

②デジタルデトックス

左前頭前野が働きすぎているときに有効なデジタルデトックスは情報量が多すぎるときにも効果的に働きます。

現実的にも、「ネット依存」と呼ばれる依存症が増えてきており、問題になっています。2008年の調査によると、20歳以上でネット依存が疑われる者は日本全国で270万人にのぼることが推計されました。韓国や中国では長時間連続してオンラインゲームを利用して死亡する事故があり、アメリカでもインターネットに長時間をついやすあまり、離婚や解雇などに発展するなど、大きな社会問題になっています。

デジタルデトックスをすることにより、ストレスが軽くなったり、時間の流れがゆっくりに感じたり、目の前のことに集中できたりする結果、幸せを感じられるようになるといわれています。

ワーキングメモリーを鍛える

ワーキングメモリーは20～30代がピークで、年を取るにしたがって機能が衰えていくとされています。通常の会話をしたり、料理をしたり、買い物をしたりという行動自体がワーキングメモリーを使っています。

ワーキングメモリーを鍛えることは、記憶力、論理力だけでなく、創造性、柔軟性、運動能力の向上にも役立ちます。

ワーキングメモリーを鍛えるには、以下の5つの方法が有効だとされています。

① 料理をする

料理をすることを通じてワーキングメモリーを鍛えるためには、イメージすることが大切です。

たとえば、カレーの材料を一つずつ思い出すのではなく、カレーをイメージして全ての材料を一つにまとめて思い出せるように意識することで、ワーキングメモリーが鍛えられます。

そして、実際に料理するときには、炊飯器のような便利グッズは使わず、昔ながらの方法で、「心を込めて」行うということがポイントです。というのも、同じことを行うのでも心を込めて行ったときとそうでないときとでは脳の働きが違うということが分かっています。「キャベツを刻む」「アイロンをかける」といった単純な作業で脳の状態を調べると、心を込めて行ったときには、前頭葉が活性化していたそうです。

② スロージョギング

習慣的に走ることでワーキングメモリーが鍛えられ、前頭前野の働きがよくなります[87]。

具体的には５㎞／ｈ程度で背筋を伸ばし、あごを少しあげて前傾姿勢で。かかとからではなく、足の裏の前のほうから着地することを意識して笑顔で走ります。走るためには、左右の足を交互に前進させる必要があります。このときには、「走ろう」という意思が生まれていますが、この意思が生まれる数秒前から前頭前野にある神経細胞が働きだし、やる気が出て、運動前野と運動野の神経細胞を働かせ、それが脊髄を通って、足の筋肉を動かします。

走り出す前に、どこまで走るのか、どのように走るのかなどを決めて走るのがふつうであり、走り終えるまで一時的に覚えておくのにワーキングメモリーが働きます。

おしゃべりしながら走るのも効果的なようなので、仲間と一緒に走ることが推奨されています。このときのポイントは、無理をしないということ。楽しんで走ることで、より神経細胞の発達してくる可能性があります。

③読書量を増やす

ワーキングメモリーの容量と読解力は相関性が高いといわれています。というのも、言葉の理解には、ワーキングメモリーが非常に重要なのです。たとえば、会話は相手の話を覚えておいてそれに対して返答するということが必要になります。同じように読書も、先に読んだ重要な内容を覚えておいて、その後の重要な内容と結びつけ、言葉の意味を追いながら読んだ内容を持ち続けるという働きが必要です。

そのためワーキングメモリーを鍛えるには、一時的な記憶でもいいので、後で全ての文章を思い出せるように意識して行うことがよいでしょう。音読することも効果的です。

④イメージして絵に描く

ワーキングメモリーには、絵、イメージ、位置情報といった視空間情報をちょっとだけ覚えておくといった働きも含まれています。イメージして絵に描くということは、この視空間の一時的記憶を鍛えるトレーニングになります。

特に高齢者でワーキングメモリーが低下している人は、覚えなくてもいいことに注意が向いてしまい、肝心の覚えるべきことに注意が向かなくなっています。覚えなくていいことに対する抑制をかける前部帯状回の活動が低下しているのです。その機能を改善するのに効果的なのがイメージングだそうです。覚える単語をイメージして描くことで、前部帯状回に活動がみられるようになったという報告もあります。

⑤聴覚と視覚を同時に使う練習をする

最近、脳トレのゲームにもなっているのが、Nバック課題です。いろいろなパターンのものが出ていますが、もともとは1958年キルヒナーにより紹介されました。被験者は、1つずつ刺激を呈示されます。そして呈示された刺激がN個前のものと同じだったときだけ応答するというものです。

たとえば、聴覚の3バック課題であれば、被験者に順次アルファベットを読み上げます。そして、読み上げられたアルファベットが3個前に読み上げられたアルファベットと同じ場合だけ応答するというものです。つまり、前に読み上げられたアルファベットを覚えながら、今読み上げられているアルファベットを聞き、3つ前と同じかどうかを判断するといった複合的要素が組み合わさっています。

⑥その他

トランプの神経衰弱をする、数字の羅列を覚える、電卓を使わずに暗算する、文章を逆から読むなども効果的だといわれています。

ただ、これらの訓練を行うにあたって重要な点が一つあります。それは、これらを楽しんで行うことです。楽しむことでドーパミンが放出され、それにより注意を保持する背外側前頭前野が活性化することが分かっています。さらに、楽しくないのに無理に訓練してストレスを溜めることは逆効果になる可能性があります。

イエール大学精神科神経生物学のラジタ・シンハ教授は、「健康な人でも繰り返しストレスを経験すると前頭葉に萎縮をきたす」と述べています。この前頭葉の萎縮（前頭葉が小さくなること）というのは、とっても大きなストレスがあったから起きるというわけではなく、生涯に起きるストレスの合計が関係するそうです。

彼は、１００人の健康な人に、離婚、家族の死、家の喪失、失職などの辛かった経験を話してもらい、脳の画像を撮りました。すると、つい最近経験した辛かったことであっても前頭葉の灰白質（神経細胞がある場所）が小さくなっていたことが分かったそうです。[88]

相手の前頭前野内側の機能を利用する

前頭前野の中でも前頭前野内側は、自己モニタリングとして働いています。この機能をうまく活用することで初対面で人との関係性を築きやすくなるかもしれません。というのも、初対面の相手と関係性を築いていくためには、相手に自分のことを覚えてもらうこと、そして相手を尊重することが大切になってきます。そこで、相手の名前を覚えてすぐ使うことで相手の前頭前野内側に働きかけてみるのです。

相手は自分の名前を呼ばれたときに前頭前野内側が活性化します（他人の名前ではしません）。つまり、名前を呼ばれるたびに、名前を呼んだ相手のことを意識するということが考えられます。実際、名前を覚えてすぐに使うことで、相手の記憶に残りやすくなるといわれています。

また、相手がすぐに自分の名前を覚えて呼んでくれるとなると、自分を大切に扱ってくれていると感じやすく、自己承認欲求も満たされる可能性もあります。

相手を尊重するといっても、やたら敬語を使ったり、気を使ったりするのでは、親密な関係性は築けません。さりげなく相手を尊重する方法として、相手の名前を覚えて呼ぶというのは案外良い方法かもしれません。

だからといって相手の名前を連呼するのは、逆効果です。会話の中にさりげなく取り入れるくらいにして、いきなり相手のパーソナルスペースを侵さないように気をつけてください。

2　脳梁

〈右脳からの情報を引き出すには〉

実際、私たちは意外と自分自身のことを分かっていないものです。そのため、頭で理解していることと本当に感じていることが違うということもよくあります。

というのも、私たちが頭で何かを考えているときには、頭の中でも言葉を使っています。つまり、私たちが実際に認識しているのは、主に言葉と関連している左の脳の情報です。そして思考が働きすぎると、右脳が感じていることを感じとることが難しくなるといわれています。

とはいっても、この現代社会で生活するには、感覚よりも思考優位になりがちです。そのため、自分自身が感じていることが分かりにくくなっています。第1章でも触れましたが、脳梁を切断され、左脳と右脳の連絡が断たれた分離脳の患者さんでは、左脳で感じたことだけを自分の考えとして認識しています。これは極端な例ですが、少なからず私たちにも同じようなことが起こっています。

では、自分が感じていることを知るにはどうしたらよいのでしょうか？

その鍵は、身体を動かすことにあります。実際、分からなくてもとりあえずやってみるということが大切なようです。

第1章でも述べたように、目に入る左側（左視野）の映像の情報は右脳にいき、目に入る右側（右視野）の映像の情報は左脳にいきます。たとえば、脳梁を切断された患者さんの右脳にだけ情報がいくように左視野に「ペン」という文字を提示します。当然、左脳にある言語野にはいかないので、「何が見えましたか」と聞いても「何も見えません」もしくは「何か見えたけどよく分かりません」と答えます。

ところが、「見えたと思うものを分からなくてもいいのでとにかく選んでください」と言うと、ちゃんと目の前にある物品から「ペン」を選ぶことができるのです。ここでおもしろいのが、選んだあとからだと、先ほど提示されたものが「ペン」であると分かるのです。つまり、本人の認識としては分からなかったものが行動することで分かったということです。

同じように、左視野に「ギタリストのふりをせよ」と提示します。当然、本人は何が提示されているのか顕在的には分かってはいません。そこで、「とにかく何かポーズをしてほしい」と促すとギターを弾いているまねをしてくれるそうです。

誰しも、身体を動かすことで眠っていた記憶が初めて呼び起こされるという経験くらいはあるでしょう。すっかり忘れていて頭で考えていては思い出せないようなときでも、イントロを聞いたらなぜか歌えたり、ラジオ体操の曲が流れたら身体を動かせたりと。

意外と身体を使うことで初めて分かるということも多いのかもしれません。

〈脳梁を鍛える〉

脳梁は、特に段取り力や並列処理能力を発揮するには欠かせないものです。脳梁を鍛えるには、意識的に左脳と右脳の情報伝達を行うことが重要です。

たとえば、なんとなく感じていること、つまり右脳で感じ取っていることを言葉として表現しようとしてみるのがよいでしょう。具体的には、自分の感覚を重視しながらブログや日記を書くことがおすすめです。声に出すのはさらに効果的です。

その他にも、左手のみで触ったものが何かをあてたり、左手で文章を書いたり、右手のみで積み木を組み立てたり、楽器演奏を行ったりすることが効果的であるとされています。

左右をいきかう情報が増えるほど脳梁が大きくなります。ドイツのゴドフリー・シュラテグ博士は、音楽家の脳をＭＲＩで調べると脳梁が太かったとしています。

3　脳幹部と扁桃体

〈脳幹部や扁桃体の暴走を止めるには〉

脳幹部や扁桃体が暴走している状態というのは、緊急警報を発しているため前頭葉がうまく働かなくなっている状態です。そのため、落ち着くことが大切になってきます。そこで、有効なのが深呼吸です。

一日中時間に追われているストレスだらけの現代社会では、交感神経が優位になり、心身ともに緊張状態になっています。その緊張を解きほぐし、副交感神経が優位になるように切り替える鍵になるのが「呼吸」であるといわれています。

私たちがふだん特に意識しなくても自然に身体のいろいろな機能が整っているのは、交感神経や副交感神経といった自律神経がちゃんと働いていてくれているからです。

自律神経がきちんと働くことで、私たちの心臓が動き、汗をかいたり、ホルモンの分泌を調整したりします。活動的な交感神経と、休養するための副交感神経が相互にバランス良く働くことで、動いたり休んだりをうまくコントロールしているのです。意識しなくても働いてくれているということは、逆にいえば、意識してコントロールしようと思ってもコントロールしにくいということでもあります。

この唯一の例外が「呼吸」です。

呼吸も自律神経によって調整されていますが、自分の意思でもコントロールできます。息をしばらくの間止めてみたり、深く吸ったり吐いたりしてみたり…。これは、呼吸筋は自律神経だけでなく、他の筋肉と同じように随意神経といって自分の意識でコントロールできる神経でも調整されているからです。そのため、私たちが意識的に深呼吸することで、副交感神経が刺激されます。

特に、吐く時間が長いほど、副交感神経優位になりやすいといわれています。その結果として、末梢の血流が良くなり、筋肉が弛緩し、身体がリラックスします。ため息をつくと幸せが逃げていくという人もいますが、それは、ふつうよりも長い時間をかけて息を吐くことで緊張を緩和するための反応なのかもしれません。

人は不安や恐怖を感じると大脳辺縁系にある扁桃体が過剰に働き、ストレスホルモンを分泌します。ただし、人によってストレスに強い人もいれば、弱い人もいます。これには、乳幼児期の両親との関係性が関与するともいわれています。

では、大人になった今、扁桃体の過剰な反応を抑え、ストレスに強くなるにはどうしたらよいのでしょうか？

そのために重要になってくるのが睡眠です。というのも、わずか5日の睡眠不足でさえも、ネガティブな情動刺激に対する左扁桃体の活動が亢進するということが分かっています。いっぽう、ポジティブな刺激、たとえば、幸せな表情に対する扁桃体の活動には変化がありませんでした。

4 小脳

小脳は、平衡感覚を司る重要な場所です。一般的には年齢を重ねるごとに小脳は衰えてきます。小脳を鍛えるには、バランス感覚を鍛えることが重要です。

(1) 足のバランス感覚を高める

①膝の角度がだいたい90度になる椅子に座る。
②足元にタオルを置いて、片方の足の指でつまみ、持ち上げて10秒。
③同様に反対の足でも行う。
これを3～5セット。

(2) 片足立ちでバランスをとる運動

バランスを崩したときにとっさにつかまれるように壁やテーブルの近くで行ってください。
①まっすぐに立ち、腰に手をあてる。
②片足立ちになって、もう一方の足が直角になるまで上げる。そこで30秒～45秒キープ。この秒数はあくまで目安です。無理せずに自分に合った秒数からスタートしましょう。
③同様に反対の足でも行う。
これを1～3セット。

⑶　体幹のバランス感覚を養う運動

バランスを崩したときのために周囲に十分なスペースをとって行ってください。

① 四つん這いになる。
② 地面と平行になるように右腕と左足を伸ばす。そこで10秒キープ。
③ 同様に左腕と右足を伸ばし、10秒キープ。

これを3～5セット。

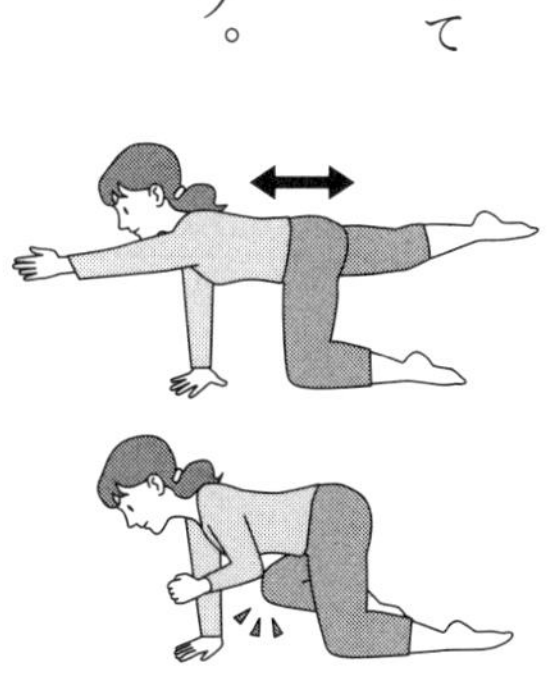

⑷　後ろ歩きでバランス感覚を鍛える

ある程度広い場所で行ってください。危険がないように誰かにみてもらいながら行うほうが安全です。

視線は正面を向いたまま、両腕を軽く振り後ろに進む。

歩幅は普通の歩行の半分程度、30～40センチくらいが適当です。1回30～50メートル（100～200歩）を目安に始めましょう。姿勢が反りすぎたり、逆に猫背になったりと崩れやすいので、気をつけましょう。

5 視覚・聴覚・嗅覚・味覚・空間認識

私たちは、五感を使って周囲の状況を感じ取り、それをもとにいろいろな判断を下しています。五感は、言うなれば情報収集機関です。

何か新しいものを創り上げるとき、多くの場合はすで持っている情報を組み合わせることで行っています。どれくらい情報を持っているのかが創造性を発揮する鍵となってくるのです。また、真にコミュニケーションをとろうとすると相手の表情やしぐさ、声のトーンや話し方などから相手を感じとる必要があります。そのためには、視覚や聴覚からの十分な情報が重要になってくるのです。

〈視力を鍛える〉

ゲームやパソコンなどで目に負担をかけると、目の筋肉に負担がかかり、視力低下の原因となるといわれています。そのため、衰えた眼の筋肉を鍛える運動が視力回復にとって効果的とされています。

具体的には、

① 目を強くつぶった後、目をできるだけ上に向け、10秒間保持する。
② 同じように目を強くつぶり、下・右・左と10秒見る。

③　顔を動かさないように注意しながら、目の前で∞（8の字）に指を動かし、指の先端を目で追う。

遠近トレーニング

①　鉛筆やボールペン、または親指などを目の前に突き出す。
②　目の前の鉛筆とその延長線にある遠くの建物や木などを交互に見る。
③　腹式呼吸に合わせて吸うときには近くを、吐くときには遠くを見るようにする。

眼の筋肉には、目を上下左右へと動かす外眼筋と瞳孔の大きさを調整する内眼筋があります。目を上下左右へと動かす動きは外眼筋に働き、近く遠くとピントを合わせる運動は内眼筋へと働きます。

〈聴覚を鍛える〉

聴力維持の重要なカギを握っているのがアブミ骨にくっついているアブミ骨筋です。この筋肉は鼓膜から伝わった振動を調整して聞こえやすくする、わずか3㎜の体内で一番小さな伸筋です。顔面神経がこの筋肉を動かしています。

この筋肉は自分の意思で動かすことはできませんが、リラックスしているときには筋肉もリラックスしてよく動くといわれています。つまり、楽しい気分のときにはよく働き、怒っていたり体調が悪いときには動きが鈍くなり、耳鳴りや難聴の原因となるとされています。

つまり、アブミ骨筋を良い状態に維持することが重要になってくるわけです。

具体的には、ふだんから音楽のある生活を行うことで、直接アブミ骨筋をリズミカルに動かすことができ、ストレッチやマッサージをしたのと同じ効果が得られます。特にハミングしながらや歌いながら聞くのがよいそうです。

他にも、耳たぶの上のほうを指でつまんで、耳の穴が持ち上げられるくらい上にリズミカルに引っ張ることでもアブミ骨筋のリラックスとマッサージ効果が期待できます。ストレスを抱えたり、運動不足の人には耳栓をして10分以上の散歩をすることでアブミ骨筋のコリが取れるとされています。

逆に、寝不足や飲みすぎはアブミ骨筋への血流を悪くし、動きを悪くする原因になるので注意したほうがよいでしょう。

〈嗅覚を鍛える〉

嗅覚は24歳をピークに衰えが始まるといわれています。60歳までにはおよそ半数、80歳ではおよそ4分の3もの人が嗅覚の衰えを感じるそうです。

嗅覚を鍛えるには、日常の生活の中でにおいに意識を向けることが重要であるとされています。食事をしたり、飲み物を飲んだりするときに、香りに意識を向け、香りを楽しむことが大切になってきます。

もっと積極的に鍛えたい場合は、アメリカのシカゴにある嗅覚・味覚研究所のハーシュ博士が勧めるスニフセラピーというものがあります。まず、香水やシャンプー、せっけん、コーヒー、フルーツなどから自分の好きな香りを3～4つ選びます。そして、その香りを1日に4～6回ほど頻回に嗅ぎます。それにより鼻の中にある香りの受容体が刺激され、活発になってくるそうです。

逆に、煙草や合成香料は嗅覚を鈍くするといわれていますので、これらはなるべく避けるようにしたほうがよいでしょう。

〈味覚を鍛える〉

最近は、若い人の味覚低下が進み、味の微妙な違いが分からなくなっているといわれています。原因としては、同じものばかりを口にすること、家族が一緒に同じ食事を食べないため感想を共有できず鍛えられないことなどが挙げられています。さらに高齢になってくると薬の服用や亜鉛の不足、入れ歯のかみ合わせの問題などが味覚低下を引き起こします。

基本的には、食事は少しずつ順番に食べること、よく噛んで唾液の分泌を促すこと、味を意識しながら食べること、「美味しい」気持ちを共有することが有効とされています。味を意識するというのは、食べているものがどんな味なのか、その味しかないのかをじっくり味わい、探すこと、たとえば甘さの奥にほのかに隠れている苦みを見つけ出すといったことです。それ以外にも調理方法を想像したり、使われている材料や調味料を探ったり、食べ物の周辺情報に思いをはせたりするというのもよいでしょう。

〈空間認識力を鍛える〉

空間認識力というのは、物体の位置・方向・姿勢・大きさ・形状・間隔など、その物体が三次元空間に占めている状態や関係をすばやく正確に把握、認識する能力のことです。主に右脳がその役割を担い、視覚、聴覚などが協力して空間を認識するために働いています。

空間認識力は、目を開けている状態よりも目を閉じている状態のほうが活発に働くといわれています。そのため、日常の生活動作、たとえば歩いたり、目の前のものをつかんだりといったことを目を閉じて直感を働かせながら行うことは、空間認識力を鍛えるのに有効とされています。

また、姿勢を正しく保つには、空間内での身体各部の位置を把握する必要があります。逆に体の軸がずれているだけでも身体のバランスが崩れ、空間認識力が働きにくくなるともいわれています。

それ以外にも、知らない場所に行くときに地図でイメージを作ってから目的地に向かう、部屋の片づけを行う（効率的にスペースを使おうとする）ことが効果的であるとされています。

6　ミラーニューロン

〈ミラーニューロンを鍛える〉

ミラーニューロンは、コミュニケーション力と協調性には欠かせないものです。ミラーニューロンを鍛える方法は2つあります。

①イメージトレーニングとモデリング

なりたい理想の状態をイメージします。たとえば、実際に「この人のようになりたい」という憧れの人がいるのであれば、その人の表情や行動、話し方をまねてイメージします。ゴルフがうまくなりたいというのであれば、プロのゴルフのプレーをDVDなど見て、イメージトレーニングをします。

②他人を褒める

相手の良いところを見つけて褒めようと思うと、相手の行動をじっくり観察するということが必要になります。この行為がミラーニューロンを鍛えることになります。

〈ミラーニューロンを活用する〉

「朱に交われば赤くなる」という諺もありますが、相手に親しみを感じたときに相手の動作をまねしやすくなるとされています。そして、おもしろいことにその逆、つまり、相手の動作をまねると好感をもたれやすいということも証明されています。もちろん、わざとらしいのはよくありません。相手に気づかれない程度にさりげなくということが大切です。さらに、まねをされた相手は、単にまねをした相手に好感を抱くだけではなく、その周囲の人に対して優しくなるそうです。

それを示す実験を紹介します。

被験者は、事務所に入り、机の前に座ります。

対面する形で実験者が座っています。実験者は、被験者に雑誌広告について言葉で説明して評価するよう伝えます。実験者は、その際、5分ほどさりげなく、相手の動作をまねます。実験者は、被験者に合わせて、前かがみになったり、後ろにもたれたり、腕を組んだりします。被験者は、まねされたことには全く気づいていません。

そして、ここからが実験本番です。

実験者は、被験者に「次の実験では別の実験者に従って別の実験をしてもらいます」と告げ、退室します。そして、別の実験者が入ってくるわけですが、この人が机に向かって歩いてくるときに「ふと」持っていたペンをぱらぱらと落としてしまいます。

その時に、被験者がペンを拾うのを手伝ってくれるかどうかを調べました。

すると、先ほど別の実験者にまねされた人のほうが、2倍もペンを拾うのを手伝ってくれたそうです。

つまり、まねをした本人だけでなく、他の人に対しても前向きな行動をとりやすくなるということです。まねをされた被験者のほうが80パーセントの確率で、お金を慈善事業に寄付しようとしたという報告もあるそうです。

なぜ、こういうことが起こるのでしょうか?

この答えの鍵は、「どういうときに人は無意識に相手のまねをしやすいのか?」というところにあると推察されています。

人は真心の込もったやり取りをしようとしているときに、より相手のまねをしやすいということが分かっています。やり取りの前にサブリミナルで「仲間」「いっしょ」といった言葉を提示した場合、より相手のまねをするようになったという報告もあります。相手と自分との間に社会文化的共通点が多いと感じると、その相手をよりまねするというデータもあるそうです。

つまりは、もともと相手をまねるという行動は、親しみを感じたときに出やすいということです。そのため、さりげなくまねられると相手が自分に対して親しみを覚えて、大切にしてくれていると感じやすいのかもしれません。

7　運動野、感覚野、補足運動野、運動前野

これらの部位が運動能力にとって重要なのはいうまでもありませんが、補足運動野は決めたことを実行する行動力にとっても重要になってきます。

トレーニングとしては、もちろん運動が効果的です。

時速3㎞程度で歩くと運動野のみが鍛えられるのですが、時速5㎞程度の早歩きとなると運動前野も働くようになり、時速9㎞のジョギングになると思考・判断・行動を司る前頭前野まで活性化してくるといわれています。


第一次運動野は指、特に親指や口の占める割合が大きいので、両手を使うような複雑な指の動きをしたり、よく噛んでゆっくりと食事をしたりすることも効果的です。たとえば、楽器演奏や料理、手芸、陶芸、日曜大工など自分にとって楽しいと思えることを取り入れるのがよいかもしれません。

特に思いつかないという人は、指回し運動がおすすめです。

指回し運動のやり方は、両方の指の先端どうしをくっつけ、指の関節を曲げて、ドーム状にします。まずは親指だけを離し、2本の指がくっつかないように30秒回します。それが終わったら、同じように人差し指、中指と順番に行ってみましょう。回している指を見ないようにして、指の感覚に意識を集中させることで、同時に感覚野のトレーニングにもなってきます。

補足運動野は両手両足を使った複雑な動作の構築に関わり、運動前野は感覚刺激（特に視覚刺激）に基づいて目標へ手足や身体を動かすことに関わっています。そのため、補足運動野の活性化にはダンスなど全身を使う運動が、運動前野の活性化には野球やテニスなどの球技がよいかもしれません。

8　言語野

言語野はコミュニケーション能力、問題解決能力、論理力にとって重要な働きをします。その中でも特にブローカ野とウェルニッケ野は重要です。

これらを鍛える方法としては、ブログや日記を書くのが効果的です。できれば、聞き手や読み手を想定して、どういえば伝わるのかを意識しながら書くようにしましょう。

言葉を発するときに働くブローカ野を鍛えるには、口腔顔面筋を鍛えるのも有効です。下記に具体的な方法を記します。

(1)　顔の内側から頬筋・表情筋を鍛える

①　口の中に空気をためて唇を閉じる。
②　右側の頬に空気を集め、5秒間キープ。
③　同様に左側の頬に空気を集め、5秒間キープ。
④　上側に空気を集め、鼻の下を膨らませ、5秒間キープ。
⑤　下側に空気を集め、5秒間キープ。
⑥　②〜⑤の動作を3回繰り返す。

(2)　口角を引き上げる

①　上下の歯を合わせた状態で唇を閉じた状態で5秒間キープ。
②　口を「い」を発音する形に開いて、ゆっくりと口角を上げる。
③　口角が一番上がった状態で5秒間キープ。
④　口を「う」を発音する形にして、唇を突き出す。
⑤　唇が一番突き出た状態で5秒間キープ。

聞くことに関係するウェルニッケ野を鍛えるには、まず5分間と時間を区切って相手の話をしっかり聞くところから始めるとよいでしょう。そのときの注意点として、相手の話に口を挟まないこと、相手が話をしている内容について頭の中でいろいろ考えないことが重要になってきます。というのも、そういうことをした時点で聞くことに集中できなくなっている可能性があるからです。

9　記憶

〈記憶力を高めるには〉

私たちは、残念ながらとても忘れやすくできています。覚えた直後から急激に忘れていき、30分後には覚えたものの半分以上を忘れてしまいます。

そのため、繰り返し海馬を刺激することが大切であるといわれています。つまり適切な時期、だいたい１カ月以内に復習することやアウトプットすることが、何かを記憶しようとしたときには効果的だということです。

インプットした段階では、理解したつもりになっていたことでも、いざアウトプットしようとすると理解が不足していることに気づくということも多いものです。自分が得た情報が信頼性の高いものなのかということもそうですが、意外と難しいのが分かりやすい言葉に直す作業です。これには深い理解が必要になってくるためです。

実際、入力を繰り返すよりも出力を繰り返すほうが、脳回路への定着がよいというデータがあります。カーピック博士らが行った実験です[89]。

ワシントン大学の学生を多数集めて、スワヒリ語40個を暗記する試験を行いました。さすがに優秀なワシントン大学の学生とはいえ、スワヒリ語を知っている人はいませんから、そのとき初めてスワヒリ語に触れるわけです。

どういう試験かというと、adahama＝名誉といった単語のペアを5秒ずつ提示します。それを頑張って覚えてもらいます。いくら頭がいいとはいっても、40個いきなり覚えるのは無理です。それで何回も繰り返して覚えてもらいます。

そのとき、学生さんを次の4つのグループに分けます。

(1)　40個を通しで学習させ、その後40個全てについて確認テスト。この学習とテストの組み合わせを完璧に覚えるまで何回も繰り返す。

(2)　40個を通しで学習させ、その後40個全てについて確認テスト。確認テストで思い出せなかった単語だけを再び学習。その後の確認テストは毎回40個全てについて行う。テストで満点がとれるまで、この学習とテストを繰り返す。

(3)　40個を通しで学習させ、その後40個全てについて確認テスト。テストで思い出せなかった単語があったら、初めから40個全てを学習。確認テストは以前に間違った単語のみ。不正解の単語がゼロになるまで学習とテストを繰り返す。

(4)　40個を通しで学習させ、その後40個全てについて確認テスト。確認テストで思い出せなかった単語のみを学習し、再確認テストも以前に間違った単語のみ。不正解の単語がゼロになるまで学習とテストを繰り返す。

毎回40個全てに確認テストをする⑴と⑵よりも、以前に間違った単語のみに対し確認テストする⑶と⑷が早く終了するように思われますが、驚くことに、学習のスピードはこの４つのグループで差はなかったそうです。ところが、この１週間後の再テストで大きな差がありました。

⑴、⑵の方法で学習した場合、約80点と好成績だったのに対して、⑶、⑷は約35点まで点数を落としていました。つまり、毎回40個全てを学習したかどうかは再テストの成績に関係がなかったのに対し、毎回40個全てについて確認テストを行っていたグループのほうが１週間後も単語を覚えていたのです。テストのときに思い出して書き出すというアウトプットの作業が記憶の定着に効果があったということです。

復習とアウトプット以外にも記憶力を高める方法があります。ここでのキーワードは「興味」と「感情」です。まず、どれくらいそれに興味を持っているのか、ということが記憶に大きく関わってきます。たとえば、テストに出る歴史上の人物の名前は全く覚えられないのに、ＡＫＢ48のメンバーは全員覚えているという人がいるのもそうです。これは興味があるものに対するとき、脳波がシータ（θ）波になるからといわれています。

私たちの脳波の種類にシータ波というものがあります。このシータ波は、記憶に関係するといわれています。新しいものに出会ったり、冒険したりなど、脳が外界に興味を示しているときに現れるとされています。海馬の神経細胞を柔軟にし、脳を感受性の高い状態に保つことに貢献しています。

年齢を重ねるごとに記憶が悪くなったと感じるのは、記憶する力が落ちたからではなく、日々の出来事に興味を持てなくなったからだともいわれています。

ウサギで行ったおもしろい実験があります[90]。

ウサギの目に空気をシュッと吹きかけると、もちろんウサギは目をつぶります。そこで、ブザー音を聞かせてから、空気を吹きかけました。これを何回も繰り返していると、ブザー音が鳴っただけで、ウサギは目を閉じて待っているようになります。まぁ、一種の条件反射です。当然、海馬がきちんと活動していて、ブザー音が鳴ったら、次に空気がくるということを学習していないとこの条件反射は起きません。

生後半年以内のウサギは、このことを学習するのに約200回繰り返す必要があります。ところが、生後2〜3歳のウサギともなると、このことを学習するのに約800回も必要となるのだそうです。これだけだと単に年を取ると記憶力が悪くなるというだけのことですが、おもしろいのはここからです。

シータ波が出ているときにだけ学習してもらったらどうなるのか?ということを調べたのです。すると、生後半年でも、2〜3歳でも同じように、ともに優秀な成績だったそうです。つまり、シータ波が出ているときに学習すれば、年を取っても若いときと同じくらい能力を発揮できるというわけです。裏を返せば、年を重ねたウサギは何回も繰り返さないと覚えられなくなった原因が、シータ波が出にくくなったからではないか、と考えられるということです。

先ほども述べましたが、シータ波は外界に興味を示しているときに現れます。要するに、年齢を重ねることで外界への興味が薄れるのではないかと考えられるわけです。人でも年齢を重ね、いろいろ経験を積んでくると、昔はワクワクしていたことにでも、ついつい「そんなことやらなくても分かるよ」とか「どうせ、この前と一緒でしょ」とか「こういうことってよくあるよね」って思うようになったりしませんか？　これが、記憶力を落とす原因の一つのようです。

そして、記憶力を高めるもう一つのキーワードである「感情」。

実は、感情を司る扁桃体が働いているとき、短期記憶から長期記憶への移行に関する海馬の長期増強（ＬＴＰ）が起きやすくなる、つまり記憶として刻まれやすくなっているといわれています。楽しかったり、哀しかったりしたときの出来事って、しっかりと覚えていますよね。つまり、何かを覚えたり、身につけようとしたりするときには、いかにそれに興味を持つのかということ以外に、いろいろと感情に触れる体験を通して学習することでしっかりと身につくということです。

ダ・ビンチは「食欲がないのに食べると健康を害するように、欲求がないのに学習すると記憶を損なう」とまで言っています。

この学習しようという欲求を引き出すには、褒められることが有効です。他人から褒められると、快感を生じる脳の報酬系と呼ばれる場所が活性化します。そのため、よりその行動をとり、技術習得につながるのではないかと考えられます。

とはいえ、熱心に取り組むようになることだけが技術習得の要因ではないようです。

自然科学研究機構生理学研究所の定藤教授らが行った実験です。[91]

48人の成人にトレーニングを行って、ある連続的な指の動かし方を覚えてもらいます。ちなみに、その動かし方というのは、30秒間のうちにキーボードのキーをある順番にできるだけ早く叩くというものです。そして、この指運動トレーニングをしてもらった直後に、被験者を以下の3つのグループに分けます。

(1) 自分が評価者から褒められる
(2) 他人が評価者から褒められるのを見る
(3) 自分の成績だけをグラフで見る

そして、次の日に覚えたことを思い出して、指を動かしてみます。結果はというと、ご想像のとおり、(1)の「自分が評価者から褒められた」グループは、他のグループに比べて、より〝上手〟に指運動ができたのです。

人は褒められることで脳の報酬系が刺激され、快感が得られることが分かっています。そして、その快感が脳の細胞を育てる栄養になるようなのです。

カリフォルニア大学のシャオウェン・バオ博士らが行った実験です。[92]

ちょっと、ネズミさんには気の毒な感じなのですが、ネズミの脳の報酬系である腹側被蓋野と呼ばれる場所に電極を刺します。

そして、ある音程のサウンドを聴かせます。そのときに同時に微弱な電流を流して腹側被蓋野を刺激します。たとえば９０００ヘルツの音を聞かせたときに、その部位を刺激したとしましょう。すると、当然、快感の回路を刺激するわけですから、９０００ヘルツの音は好きになります。

ただ、それだけではないのです。なんと、９０００ヘルツに対応する脳の領域が広がっていたのです。９０００ヘルツに対応するニューロンの数が増えたり、個々のニューロンの反応が強くなっていたというから驚きです。それだけ楽しみながらするということが大切だということです。


そして、意外かもしれませんが適度に休憩をはさむということも重要です。言われたり、学習したりしたことが、その場ではよく分からなかったのに、後になって突然、目からうろこが落ちたように分かるということを経験された方もいると思います。これは、記憶した直後よりも記憶から一定時間経過した後のほうが、より記憶を想起できるという「レミニセンス現象」によって生じるとされています。

記憶といっても、暗記だけじゃなくて、運動記憶や視聴覚記憶も含まれるそうです。ずっと悩んでいたことが寝て起きたらなぜかあっさり解決したり、ピアノの練習でどうしてもうまく弾けなかったところが、次の日にやってみたらうまく弾けたり…というのも、このためだといわれています。

これは、一定時間の休憩によって、記憶がきちんと整理整頓されたこと、集中力の低下などの記憶を思い出すのを邪魔するものが減ることによって生じると考えられています。その結果、記憶を思い出しやすくなったり、知識が整理されて理解が深まったりするのです。

詩や散文など意味のあるものの記憶は2〜3日、意味のないものや運動記憶は5〜10分の休憩がもっとも効果的なようです。

〈海馬を育てるには〉

記憶の要となるのは、なんといっても新しいものごとを覚えるのに欠かせない部位である海馬です。海馬にある神経細胞は、成人してからでも増えることが分かっています。この海馬の神経細胞を増やす方法というのが、以下の6つになります。

①いろいろな刺激に触れること（豊かな環境）

1940年代にカナダ人のドナルド・ヘッブ博士は、実験動物のラットが環境によって他のラットと違う傾向を示すようになることに気づきました。どうやら、彼は同じ両親から生まれたラットを数匹、ペットとして自宅に連れ帰っていたそうです。そうしたところ、ペットにしたラットはそのうち実験用のゲージで残されたラットとは違う行動をとるようになったというのです。

では、ラットにどのような違いが出てきたのでしょうか？　実は、ペットのラットのほうが、好奇心が大きく、恐怖心が少なく、探究心を示す行動を示すふるまいをしていたのです。

実際に環境によって脳の働きが変わるのかということを調べた実験があります[93]。カリフォルニア大学バークレー校のマーク・ローゼンツヴァイクの研究チームが行ったものです。

迷路を解く能力にたけた種類のラットを12匹ずつ、3つのグループに分けます。

(1)　ゲージ内に遊具や迷路を与え、研究者が頻繁に接触する

(2)　暗くて無音の孤立した環境に置く
(3)　簡素なゲージに兄弟2匹とともに入れる

すると、(1)の社会的・認知的に豊かな環境におかれたラットでは、他の2つの状況に比べて明らかに脳の神経細胞がある皮質が厚くなっており、重さも重くなっていたのです。

②適度のランニング

1995年にニーパー博士らが発表した研究では、ネズミを使った実験で海馬の神経細胞を活性化するBDNF（脳由来栄養因子）は、ネズミの運動量に比例して増加するそうです。また、ランニングなどの軽い運動をすると、脳内の海馬が活性化することも分かっています。

ただし、運動をタスク化すると脳の機能が高まらなくなってしまうそうです。つまり、いつも同じ時間に、同じ場所を走っても効果が出にくいということです。そのため、走るルートを変えたり、友人と走る、音楽を聴きながら走るなど、走る環境を変えて脳に新鮮な刺激を与えるようにするとよいでしょう。

最初は15分でもよく、徐々に時間をのばしていくのがおすすめです。あまりに強度が高いと活性化してもすぐに頭打ちになり、その後は効果が落ちるといわれています。海馬を刺激したいのなら、スロージョギングや速歩くらいが効果的です。

筑波大学人間総合科学研究科の征矢《そや》英昭教授によると、激しいトレーニングを長い間続けていると、副腎からコルチゾールというホルモンが出続け、脳にマイナスの影響を与えるそうです。[94]

③食べ物をよく噛むこと

元神奈川歯科大学教授の齋藤氏は、よく噛むことで記憶を司っている海馬が活性化すると報告しています。

マウスで行った実験です。臼歯を削られた老齢マウスで、記憶力のテストをしたところ、記憶力が低下していました。[95]そこで次に、そのマウスの削り取った歯を治療してよく噛めるようにしました。すると、記憶力がなんと50％も回復したそうです。そして、よく噛めるようになったマウスでは、海馬の神経細胞の数までも回復していました。

これは人間でもあてはまっています。

ガムをよく噛んでもらった後の脳の様子をｆＭＲＩを使って測定します。[96]すると、海馬と連合野の活動性があがっていました。しかも、高齢者のほうがその傾向が強くみられました。つまり、よく噛んで食べることで、記憶力低下を防ぐ可能性があるかもしれないということです。

実際、厚生労働省が愛知県内の65歳以上の健康な人約４５００人を4年間調べた結果では、歯がほとんどなく入れ歯も使っていない人が認知症を発症するリスクは、歯が20本以上ある人の１・９倍だったそうです。

東北大学大学院歯学研究科の渡邉誠教授らの研究によると、歯の数が少ない高齢者ほど、記憶を司る脳の海馬や、意思や思考能力を担っている脳の前頭葉が縮んでいたそうです。

最近の日本人は柔らかい食事をとることが多くなり、昔と比べると、食べ物をよく噛む習慣がなくなってきています。そのため、食事をするときによく噛むということを意識する必要があるのです。

④社交の場に積極的に出ること

同じように海馬に刺激を与えても、その環境によって海馬の育ち方は違うようです。エリザベス・グールド博士がラットで行った実験です。[97]

運動は神経細胞を増やすということが分かっています。そこで、同じ種類のラットを軽く走らせて、環境によって海馬の神経細胞の増え方が違うのかを調べました。単独で育てた場合と何匹か一緒に一つのカゴで育てた場合について比べたわけです。すると、同じ種類のラットに同じ運動をさせたにもかかわらず、何匹か一緒に一つのカゴで育てた場合のほうが、神経細胞の増殖能力が高かったのです。

⑤ストレスを避けること

海馬は脳の中でも特にストレスの影響を受けやすいといわれています。心理的・肉体的なストレスがあるとストレス物質であるコルチゾールが増えるのですが、そのコルチゾールの濃度が高い状態が長い間続くと海馬が小さくなってしまうことが分かっています。

また、最近ではストレスにさらされることで、海馬歯状回で新しく神経細胞を作る機能が落ちてしまうため、海馬の機能自体に影響を与えるともいわれています。

⑥幼児の場合は、母親の愛情をふんだんに受けること

子どもが母親の愛情を受けられなかったり虐待を受けたりすると、大人のストレス反応と同じようにストレスホルモンのコルチゾールが増えるとされています。そこで、九州大学の神庭教授は、

子どものときに母親から愛情を受けなかった場合に大人になってからも何か影響を及ぼすのかを調べました。

母親の愛情を受けて育てられたラットと、親から引き離されて育ったラットの海馬を比較したのです。ふつうストレスを受けて海馬にダメージを受けたとしても、再び海馬で新しく神経細胞が作られ、回復していきます。ところが、子どものときに親から引き離されたラットでは、大人になってからストレスを受けたときに海馬で新しく作られる神経細胞の数が少なかったのです。

つまり、幼少期の影響が大人になっても続き、ストレスに弱い状態となる可能性があるということです。[98]

10　神経伝達物質を活用する

〈ドーパミン〉

ドーパミンは、積極性や行動力を発揮するのに重要な働きをしています。

脳には快感を生じるための「報酬系」という回路があります。腹側被蓋野のニューロンが興奮し、側坐核でドーパミンを放出することが快情動を生み出すのに重要だと考えられています。この腹側被蓋野のニューロンは、むやみやたらにドーパミンを放出しないように、別なニューロンによって抑制されています。

ご褒美を与えることで報酬系を活性化させ、快の感情に関係するドーパミンが分泌されます。そして、このドーパミンが淡蒼球に直接働きかけ、やる気へとつながってくるのです。ただ、これは、あまり使いすぎると「ご褒美のためにやる」というパターンができ、ご褒美自体が目的となってしまいます。そのため、ご褒美がないときにはよけいにやる気がしなくなる可能性があります。

報酬系の活性化がどのくらいやる気につながるのかを示すネズミを使った実験があります。

腹側被蓋野に細い電極を刺します。刺激ボタンを押すと弱い電流が流れ、そのニューロンは人工的に活性化します。それでネズミは気持ちよくなるわけです。そこでネズミ自身にボタンを押せるようにします。すると寝食忘れてボタンを押し続け、なかには餓死してしまうネズミもいるそうです。

この実験は、直接的に脳を刺激しているので効果も極端ですが、ふだん私たちがご褒美として使用するものは直接的ではないので効果もマイルドです。ほとんどの人は、〝寝食忘れて〟という状態までにはならないと思います。人に褒められたときにもこの「報酬系」と呼ばれる経路が活性化します。

生理学研究所の定藤教授らが行った実験です。[99]

平均年齢21歳の19人の男女を対象に、ｆＭＲＩを用いて行っています。褒められる状況とお金をもらえる状況での脳の反応を調べています。すると、この両者で同じ脳の場所が活性化していたというのです。

よく「子どもは褒めて育てろ」といいますが、褒めることで自己承認欲求が満たされ、やる気へとつながると考えられるのです。そして、指導するときのポイントとしていわれているのが、PN P：Positive Negative Positiveと呼ばれる方法です。

まずは褒めて、次に改善点を明るく的確に指摘して、それを直せばさらに向上できるということを伝えることがよいとされています。褒めることによって、相手に次に指導するポイントを聞いてもらいやすい状況を作るということが大切です。

ダメな点ばかり注意すると、どうしても相手は萎縮して、ドーパミンの働きが落ち、「認められたい」という自己承認の欲求を完全に否定してしまうことになってしまいます。

さらに、初頭効果といって、最初の言葉の印象が強く残る傾向があります。そのため、最初に褒めることによって、相手に悪い印象を残すということも少なくなると期待されます。

そして、褒め方にもちょっとしたコツがあるようです。

スタンフォード大学心理学のキャロル・S・デュエック教授は、長年の育児教育の研究で、子どもには2つのタイプがいることに気づきました[100]。その2つのタイプというのは、(A)何にでも挑戦し、学ぶことが大好きなタイプ（努力型）と(B)失敗することを恐れ、新しいことに挑戦しないタイプ（失敗回避型）です。そして、「親の褒め方」によって、どちらのタイプになるのかが決まるというのです。

彼女が行った実験です。

思春期初期の子どもたち数百人を対象に行っています。まず、全員に知能検査のかなり難しい問題10問を行ってもらいます。ほとんどの生徒がまずまずの成績でした。そこで、終わった後に褒め言葉をかけます。ここで、生徒を成績が全く等しくなるように2つのグループに分けます。そして、それぞれに以下のような褒め言葉をかけました。

(1)「まあ、8問正解よ。よくできたわ。頭がいいのね」と頭の良さを褒める
(2)「まあ、8問正解よ。よくできたわ。頑張ったのね」と努力を褒める

そして、次に子どもたちに新しい問題を見せて、新しい問題に挑戦するか、同じ問題をもう一度解くかのどちらかを選んでもらいます。

すると、(1)の頭の良さを褒めたグループは、新しい問題を避け、同じ問題を解こうとする傾向が強くなったそうです。ボロを出して、自分の能力が疑われるかもしれないと感じ、新しい問題へのチャレンジを嫌がったんですね。

ところが、(2)の努力を褒められた生徒たちはというと、なんと9割が新しい問題にチャレンジするほうを選んだそうです。ちゃんと学べるチャンスをゲットしたのです。

つまり、努力したことを褒めることによって、子どもたちは良い成績を出すことよりも努力することに喜びを感じるようになったということです。

そこで今度は、生徒全員になかなか解けない難題を出しました。

すると、(1)の頭の良さを褒められたグループは、難問を解くことにフラストレーションを感じ、自分はちっとも頭が良くない、こんな問題を解いても楽しくないと思うようになりました。そして、自分は頭が悪いのだと考えるようにまでなったそうです。

いっぽうで、(2)の努力を褒められた学生たちはというと、難問を出されても嫌になったりせず、むしろ難しい問題のほうがおもしろいと答える子どもが多くみられました。なかなか解けない問題があったとしても、イライラせずに「もっと頑張らなくっちゃ」と考えたそうです。

つまり、努力を褒められた子どもたちは、積極的に難しいことにチャレンジできたのです。

〈セロトニン〉

セロトニンは、ドーパミンやノルアドレナリンの暴走を抑え、心のバランスを取るのに必要な物質です。一般に、10代をピークに少しずつ低下し、機能が落ちるといわれています。

そこで活用したいのが朝の光です。朝の光を浴びることでセロトニンを増やすことができます。光の情報は、上部胸髄（胸部の脊髄）などを通って、脳にある松果体という場所に働き、セロトニンの分泌を促します。そして、そのセロトニンを材料にして、睡眠導入作用があるメラトニンが作られます。

メラトニンは、光を浴びている間は分泌が抑制されます。でも、日中に光を浴びることで、夜間のメラトニンの分泌量が増え、ぐっすりとよく眠れるようになります。

つまり、睡眠の質が上がるということです。

それによって、脳と心の疲れがとれ、また朝早く起きられるというわけです。

日の光は、1時間浴びるのが良いのですが、忙しいときにそれだけの時間をとるというのは、なかなか難しいものがあります。しかし、代用はききます。室内にいても窓際にいる時間を増やすだとか、照明を明るめにするなどの工夫をすることで、その恩恵に預かれるそうです。

また、一定のリズムを重視したリズム運動も効果的だといわれています。呼吸を意識する、よく噛んで食べる、歩くといった日常の生活の中で実行できそうなものもリズム運動に含まれます。もう少し負荷をかけるのであれば、ジョギング、サイクリング、水泳、ダンス、踏み台昇降などが挙げられます。10分~30分を目安に始めるとよいでしょう。

セロトニンには、腸で作られるものと脳で作られるものがあります。血液と脳の間には血液脳関門という関所があるため、腸で作られるセロトニンは脳の中に入ることができません。しかし、セロトニンを作る材料となるアミノ酸の一種であるトリプトファンは、この関所を条件付きで通過することができます。ただし、他のアミノ酸も同じ関所を通ります。そのため、他のアミノ酸が多いと関所が混雑してなかなか通ることができません。

トリプトファンは、体内で作られないので、食べ物でとるしかありません。ところが、トリプトファンを多く含む食品は、他のいろいろなアミノ酸も含まれているので、これらを食べたからといって一概に脳の中のトリプトファンが増えるとは限らないわけです。

トリプトファンが、この関所をスムーズに通れるように助けてくれるのが、血糖を下げる働きのあるインスリンです。そのため、インスリンを分泌させるような糖分をとるとトリプトファンがうまく脳に運ばれるわけです。疲れたときに甘いものが欲しくなるのもそのためかもしれません。

トリプトファンだけでは、セロトニンを作ることはできません。ビタミンB6と一緒になって初めてセロトニンになります。そして、その過程をサポートしてくれるのが鉄です。普通の食生活を送っているのであれば、ビタミンB6は体の中でも作られるので、外から補充しなくても不足しにくいといわれています。ただ、女性は生理があるため、赤血球に多く含まれる鉄の全てを再利用できるわけではなく、不足するということもあるので、注意が必要です。

ちなみに、トリプトファンを多く含む食品には、バナナ、豆乳、牛乳、ヨーグルト、チーズ、ヒマワリの種、アーモンド、納豆、肉類、赤身の魚、すじこ、たらこ、白米、そばなどがあります。

また、セロトニンは、後述するオキシトシンとも密接に関係しています。セロトニンの神経細胞にオキシトシンの受容体があり、オキシトシンが分泌されるとセロトニンも活性化してきます。そのため、スキンシップなどオキシトシンの分泌を促すこともセロトニンを増やすには効果的だとされています。

〈オキシトシン〉

オキシトシンは、社会行動を円滑に行うために重要であるといわれ、誠実さや積極性には重要なものです。これは、家族や恋人、友人、ペットとのふれあいや団らんで増えるとされています。

実際、子ども時代に身近な人と関わる中で情緒的安定感が育つとされています。そして、その人が情緒的に安定しているかどうかで人に思いやりを持って接することができるかどうかが決まってきてしまうようです。

つまり、情緒的に安定し、必要なときに頼れる人がいると感じている人は、他の人の苦しみに敏感で、気づくだけではなく、軽減してあげようとする傾向が強いそうです。逆に、頼りにできる人がいない、安心できる場所がないと感じている人は、自己移入や共感ができにくい傾向にあります。

イギリスの精神分析医であるジョン・ボウルビィは、20世紀中ごろに「アタッチメント理論」を提唱しました。第1章でもご紹介したこの理論によると、子どもが社会的、精神的発達を正常に行うためには、少なくとも1人の養育者と親密な関係を維持しなければならないそうです。そして、それがないと子どもは社会的、心理学的な問題を抱えるようになってしまうとされています。

11　脳の可塑性を利用する

脳の可塑性を助けてくれるのが、ＢＤＮＦ（脳由来神経栄養因子）をはじめとしたニューロトロフィンファミリーです。

ニューロトロフィン（神経栄養因子）というのは、名前からも想像がつくかもしれませんが、神経細胞が生きていく上で重要なもので、神経細胞が成長し、働くときにも必要になってきます。たとえば、神経細胞が突起を伸ばしネットワークを形成し、神経細胞が傷ついた場合にはそれを治し、保護するのを助ける働きがあります。それに加え、神経細胞どうしの情報伝達に欠かせない神経伝達物質を作るのにも関与しています。

ＢＤＮＦは、特に、大脳皮質、海馬、視床下部に多く存在することが分かっています。海馬においては、シナプスの伝達性の可塑性を発現することに一役買っており、学習や記憶の形成に関わってきます。たとえば、ＢＤＮＦを発現しないようにしたＢＤＮＦノックアウトマウスでは、記憶をする際に重要な働きをする海馬長期増強（ＬＴＰ）を認めにくくなり、空間学習が低下し、物の位置や場所を覚えにくくなります。その他にもＢＤＮＦは、末梢神経が障害されて起こる痛みや食欲低下、糖代謝調節、心拍数や血圧の調節などに関わるとされています。

近年では、ＢＤＮＦとアルツハイマー病やうつ病の関連が報告されています。アルツハイマー病の患者さんの脳では、特に大脳皮質や海馬においてＢＤＮＦの量が低いことが分かっています。また、うつ病の患者さんの脳でも海馬を含むいくつかの領域でＢＤＮＦ蛋白量の減少が認められます。うつ病の発症にはセロトニンの関与が考えられていますが、ＢＤＮＦは、セロトニン作動性ニューロンの生存維持にも作用しています。

こういった働きのあるＢＤＮＦですが、運動によって増えること、ストレスによって減ることが分かっています。

実際、２００３年コロンブ博士とクレーマー博士は、有酸素運動は認知機能の改善に有効だったと報告しております[101]。特に、有酸素運動に伴う体力の増加が、計画性、スケジュール作成、ワーキングメモリー、重複作業に効果的だったそうです。

有酸素運動は、筋力トレーニングや柔軟運動を同時に行ったほうが効果が高く、その効果は特に女性で目立つとされています。これは、女性ホルモンの影響によるものではないかと考えられています。というのも、運動の効果は女性ホルモンであるエストロゲンと関係しているのです。

ちなみに、実験で行われた運動は、歩行やレジスタンス運動（筋力トレーニング）を含む低強度の運動が中心で、期間は２週間から28週間でした。

いったん障害を受けた脳に対するリハビリテーションに関する比較的新しい方法として、拘束誘発性運動療法（ＣＩ療法あるいはＣＩＭＴ）と呼ばれるものがあります。これは、麻痺が起こっていない側の上肢を三角巾などで拘束することで、麻痺している上肢を段階的、集中的に訓練する方法です。

要するに、ついつい良いほうの上肢に頼りそうになるのを防ぎ、あえて悪いほうの上肢を使わざるを得ないように仕向けることで、麻痺側の上肢を使わない癖がつくのを防ぎ、集中的な訓練を可能にするわけです。

もちろんこの方法は、ある程度の運動機能が残っている場合に有効なわけですが、筋電図で筋肉の収縮がみられる場合には、機械的に筋肉の収縮を補助することによりリハビリ効果が期待できるとされています。

この考え方は上肢の麻痺だけでなく、突発性難聴のリハビリとしても有効ではないかという報告もあります。つまり、訓練するときに敢えて良いほうの耳に雑音を入れることで、良いほうの耳に頼ることを防ぐわけです。

最近では、脳機能のリハビリテーションに関して、脳の活動を視覚や聴覚でリアルタイムにフィードバックすることで、脳の活動性をコントロールする方法を学習してもらうということも試みられています。この方法は、てんかんや注意欠如・多動症、慢性疼痛に有効であるという報告がみられ、脳卒中のため片側に麻痺がある人や脊髄小脳変性症などで歩行障害をきたしている人への臨床応用が試みられています。

12　脳に効く大切な習慣

〈睡眠〉

私たちの身体にとって、睡眠はとても大切なものです。しかし、現代はストレス社会ともいわれ、実際、不眠症の人が2000万人もいるとされています。これだと日本人の5〜6人に1人が不眠症で悩んでいる計算になります。睡眠薬の消費量も年々増えてきており、診療の現場でも「これがないと眠れない」という声をよく聞きます。

「眠らなくても死なないから」といわれていた時代もありましたが、現在では睡眠には重要な働きがあり、睡眠不足になると、いろんな病気になりやすくなるということが分かっています。

たとえば、睡眠と全く関係のないような気がする糖尿病ですが、4時間睡眠が1週間も続くと糖尿病のリスクがあがるという報告があります。これは、睡眠不足によって、血糖を下げるインスリンの働きが鈍ってしまうからとされています。

それだけではなく、睡眠不足になるとがんになりやすくなるのではないかとまでいわれています。たとえば、前立腺がんは睡眠時間6時間以下で発生リスクが高まり、乳がんは6時間以下で再発リスクが上がるという報告もあります。

日昼だけ働き規則正しく睡眠がとれる看護師と、睡眠時間が不規則となる昼夜交代勤務の看護師を比べたところ、乳がんの発生率に大きな差がありました。昼夜交代勤務の看護師は日昼働く看護師の1・8倍も乳がんにかかっていたのです。さらに、夜勤だけの看護師に至っては、2・9倍にもハネ上がるそうです。

ハーバード大学で付属の病院に勤める看護師で行った調査によると、夜勤に30年以上就いた看護師は、日昼勤務の看護師よりも1・36倍発がんリスクが高かったそうです。男性の場合では前立腺がんのリスクになるようですよ。

では、なぜ睡眠不足になるとがんになりやすくなるのでしょうか?

ここで、注目されている物質が2つあります。NK細胞（ナチュラルキラー細胞）とメラトニンです。

私たちの身体には、ウイルスなどの外敵から身を守り、がん細胞を攻撃して死滅させるNK細胞がというものがあります。このNK細胞が、私たちの身体を常にパトロールしているわけですが、実は、かなりの殺傷能力を持っています。そのため、この細胞がきちんと働いていると、感染症にかかりにくかったり、がんになりにくかったりするわけです。

ＮＫ細胞をはじめとした体の免疫機能が活性化するのは、副交感神経が優位になる睡眠中だとされています。つまり質・量ともに十分な睡眠をとっていれば免疫力が上がり、がんにはなりにくくなるということです。反対に、睡眠不足で交感神経がオンになっている時間が長いと、細胞や遺伝子を傷つける（＝がんのリスクを高める）活性酸素が発生する危険が高まってしまうのです。

ちなみに、このＮＫ細胞、年とともに活性が落ちるとされています。質の良い睡眠をとること以外の活性をあげる方法としては、喫煙をひかえる、適度な範囲の飲酒を心掛ける、ムリのない心地良い範囲の運動（歩く）をする、笑う、十分な休養などでストレスをためない、体温を下げない、薬・抗生物質を乱用しない、バランスの良い食事を心掛ける、ナチュラルキラー細胞（ＮＫ細胞）の活性を高める健康補助食品を利用するといったことが挙げられます。食品としてはきのこ、ブロッコリー、発酵食品がＮＫ細胞を活性化させるものとして注目されています。

そして、もう一つの物質、メラトニンですが、こちらも夜にしっかり眠ることで産生量が増えます。なので、実は、電灯をつけて明るい状態で眠るという人も要注意です。というのも、電灯をつけて明るい状態で眠る人は、暗闇で眠る人に比べて、血液中のメラトニンが5分の1しか作られないのです。

このメラトニンが、がんを抑制してくれる物質だといわれています。つまり、メラトニンの作られる量が少ないと、がんになるリスクも上がってしまうのです。アメリカでは、メラトニンの効能が注目されてサプリメントも売られています。

それ以外のメラトニンを増やす方法としては、肉やチーズ、魚、牛乳、大豆、卵、バナナなどといったトリプトファンを多く含む食品をとること、太陽の光を浴びること、ウォーキングなどリズミカルな運動をすること、午後10時以降は明るすぎる照明の下にはいないこと、できればパソコンでの作業もやめ、電源もオフにすることが大切になってきます。

睡眠は、身体の健康以外にも以下の６つの効果があることが分かっています。

①決定する

脳は眠っている間にその日に起こった複雑な情報を整理します。そしてその情報をもとに私たちは起きているときに決定を下すのです。

②思い出を作る

その日に起きたことや学んだことを脳に刻み、今までの記憶と結びつけ、脳を整理します。休息をとっていないと記憶を司る海馬に影響を与えます。

③発想を豊かにする
睡眠は想像力の強力な増幅器です。眠りについて無意識になっているとき、起きているときには考え付かないような情報どうしを結び付け、アハ体験（「分かったぞ」という体験）を導きます。

④デトックス
眠っている間に脳にダメージを与える物質を取り除く作業が行われます。起きている間にたまった毒素を取り除くには十分な睡眠が必要です。この毒素は、アルツハイマー病やパーキンソン病のような病気と関係しているので、十分な睡眠をとることが予防につながる可能性があります。

⑤運動能力を高める
スポーツなどで新しい技を覚えた後にしっかり睡眠をとると脳が体の動かし方を記憶します。

⑥精神を安定させる
睡眠不足が5日間続くと恐怖反応の表情をみた左扁桃体の活動が上昇します[102]。つまり、不安や恐れの反応を引き起こしやすくなります。

〈運動〉

①神経細胞を増やす
脳の神経細胞を増やすもっとも効果的な方法は運動であるといわれています。というのも運動に

よって、神経細胞を増やすのに大切な神経栄養因子BDNFが増えてきます。実際、運動と学力には関連があることが分かっています。

イリノイ大学のヒルマン博士らが地道な調査をもとに次のようなデータを発表しています。[103]公立小学校の3年生と5年生について、運動と学力の関係に対する大規模な調査を行ったところ、運動ができる子どもは学力においても優れている傾向がありました。特に、エアロビクスなどの有酸素運動が学力と一致していたそうです。

もちろん、一人一人を個人的にみていくと、運動だけできる子や勉強だけできる子もいましたが、全体としては両者に相関がみられました。

カリフォルニア州の教育者も同じような調査で、似たような結果が出たことを報告しています。こちらでは科目別の検討もされています。20メートルの「反復シャトル走」の成績ともっとも相関した科目は「数学」でした。

運動と算数の成績は48%もの確率で一致したそうです。ちなみに、国語の読解力についても40%の一致率を示しています。

では、どうしてそういうことが起きるのでしょうか？

読書の内容を理解するときには、脳の前頭前野や帯状回が活性化します。計算をするときには頭頂間溝付近が活性化します。子どもの場合にはさらに背側前頭前野も活性化します。そして、これらの領域は有酸素運動でも活性化するのです。

自転車をこぎながら認知課題を解いたほうが、じっと座って問題を解くよりも成績が良かったという報告もあるのです。


新しくできた脳の神経細胞は、興奮しやすいため、電気信号を流し、記憶力や思考力を高めるのに最適であるとされています。そのため脳の神経細胞を増やす可能性のある運動は、勉強をしたり、ものごとに集中したりするのに効果的なのです。


そして、そのような運動は神経細胞を増やすだけでなく、神経細胞どうしの情報伝達にも効果的であることが分かっています。

アメリカのイリノイ大学が9歳～10歳の子どもを対象に行った調査です[104]。子どもたちの脳の画像検査を行い、運動能力との関係を調べました。すると、運動能力が高い子どもたちは、神経細胞どうしをつなぐ線維（神経細胞の枝）が多かったのです。これは、脳の各分野の連絡が密になっていることを表します。そして、神経細胞の枝が情報を速く伝えるためにそれを包む鞘（ミエリン）が重要な役割を果たしています。このミエリンの発達に運動が関与しているのです。

②落ち着きとリラックスを与える

プリンストン大学の研究者たちがマウスで行った実験です[105]。

マウスを2つのグループに分けます。一方のマウスは自由に運動用の車輪を利用できるようにします。そして、もう一方は動かずにじっとしているようにさせました。

そして、6週間後のマウスの状況を観察しました。すると、運動をするマウスは、より探索好きで、可能であれば外で時間を過ごす傾向がありました。

これに対して運動不足のマウスは、まだ行ったことのない場所に近づくことに対して、恐れや不安を抱くようになったそうです。

マウスの脳を調べると、運動するマウスでは、新しい脳の神経細胞が多く作られていました。しかも、運動するマウスでは、脳の活動を抑制して、過度の興奮を鎮める作用のある神経伝達物質であるγ-アミノ酪酸（ＧＡＢＡ）を放出することのできる神経細胞も多くみられました。また、この神経細胞は、感情と関わっている海馬の部位に集中していたそうです。

このことがどういう効果をもたらしたのでしょうか？

それを調べるために、マウスをストレスにさらしました。5分間冷水の中に置いたのです。この場合においても、マウスたちの脳の反応は、「運動をしているかどうか」によって分かれました。

最初は、全てのマウスで、脳は著しい興奮状態になりました。

しかし、運動するマウスでは、すぐに恐れと不安がなくなりました。ストレスによる影響が長くは続かなかったのです。たくさんの数の脳の神経細胞がＧＡＢＡを放出し、すぐに恐れや不安を静めることができたのです。反対に運動不足のマウスは長い間、不安に悩まされていたのです。

相反するかのように思うかもしれませんが、運動は脳の活動を活発にする神経細胞も脳の過剰な興奮を抑える神経細胞も増やす働きがあるのです。
つまり、適度な運動を行うことは脳の活動を適切な状態に保つのに効果的であるということでしょう。

〈**瞑想**〉
今までに報告されている瞑想の効能には、下記のものがあります。

①　脳：リラクゼーションに関係しているα波やθ波が増えます。2カ月間、毎日瞑想することで、ニューロンがある脳の灰白質の一部が大きくなっているという報告もあります。
1日5分以上、自分の呼吸に意識を集中すると前頭前野への血流が増えるとされています。その結果、自分自身を認識することに関わっている部分の脳の灰白質の量も増えていたそうです。それと関連して、意志力も向上していました。

②　気分：瞑想状態になると複雑な思考やポジティブな感情をコントロールする場所が活性化します。ある種の瞑想は、思いやりや共感、恐れに効果があるため、自分の感情をコントロールし、他人と親しい関係になるのを助けます。

③　肺、心臓：瞑想は、副交感神経の働きを活性化します。そのため、肺は、深く呼吸し始め、心臓はゆっくりと拍動するようになります。実際、定期的に瞑想することで、血圧が安定し、心臓

病のリスクが減ることが分かっています。

④ リラクゼーション：瞑想は、不安を減らす可能性があります。

⑤ 定期的に瞑想をすることで、糖尿病の人の血糖値を下げ、塩分の多いものをとらなくなるといった効果がみられる可能性があります。

⑥ 免疫系：感染症にかかりにくくなったり、炎症を抑え、痛みの改善に効果がある可能性があります。

あとがき

最後までお読みいただきありがとうございました。本書では、脳をもっと身近なものとして感じていただけるように書いたつもりです。私は、脳の働きを知ることは、自分自身を知り、ありのままの自分自身を受け入れる助けになると思っています。自分では、どうしてこんなことをしてしまうんだろうと思うようなことでも、もともと脳の機能のデフォルトとして入っているものだと思えば、自分を受け入れやすくなってきます。自分の現在の状態を素直に受け入れることで改善への一歩を踏み出しやすくなるのではないでしょうか。自分が望む状態へ進むための手助けとして本書を活用していただけたらと思います。

分かりやすさということを重視し、一般的なことに焦点を絞って書いております。そのため、極端な表現になっているところもあるかと思います。たとえば、言語の機能に関しても、中には右脳に言語機能を持っている人もいます。ただ、左脳の機能を語る場合にそういう人たちのことに関しては、割愛させていただいております。

そもそも人間の脳の詳細な機能についての研究が進みだしたのが、１９９０年代初頭にｆＭＲＩという新しい脳機能画像が出現してからとごく最近です。多くの研究者たちの努力によって、今までは謎に満ちていた人間の脳の機能の詳細が少しずつ分かってきたところです。研究者でもない私が脳の機能を語ることに関しては、おこがましい感じもしますが、脳の機能に興味を持つマニアックなファンの代表として、最先端の研究をされる方と一般の方の懸け橋となれれば幸いだと存じます。

この本を通じて、多くの方が脳の機能を通して、自分自身を見つめ直し、より良い人生を歩めるきっかけとなってくれればと思っております。

最後に、本書を執筆するにあたり、たくさんの方々にお世話になりましたことをこの場を借りてお礼申し上げます。

初めての執筆で不慣れな私に丁寧に助言下さいました、みらいパブリッシングの青木社長、フェイスブックページを誰よりも応援し、執筆するときの励みとさせていただいた池田浩一さん、ワークショップを通じて創造力を高めて下さったカリスマ振付師の香瑠鼓さん、文章を書くきっかけを下さったＹｏｇａ．ｉｎ Ｊａｐａｎ代表　鈴木めゆさん、本書の内容に関して助言下さった友人の幹よう子さん、西澤洋之さんには大変お世話になりました。特に本書の構成・内容等、終始的確な助言を下さった谷孝祐さんには感謝しております。また、いつも私を見守ってくれている両親のおかげで自由に行動できています。ありがとうございます。何よりも最後までお付き合い下さいました読者のみなさまに心から感謝します。

平成28年3月

木ノ本　景子

みらいパブリッシング　好評既刊

全国の書店やアマゾン他のネット書店で購入できます。

感情の取扱説明書

＊啓蒙思想家
＊感情のナビゲーター　谷 孝祐 著

感情をコントロールできれば
あらゆることがうまくいく――。
〝より良い人生〟への扉を開きましょう！

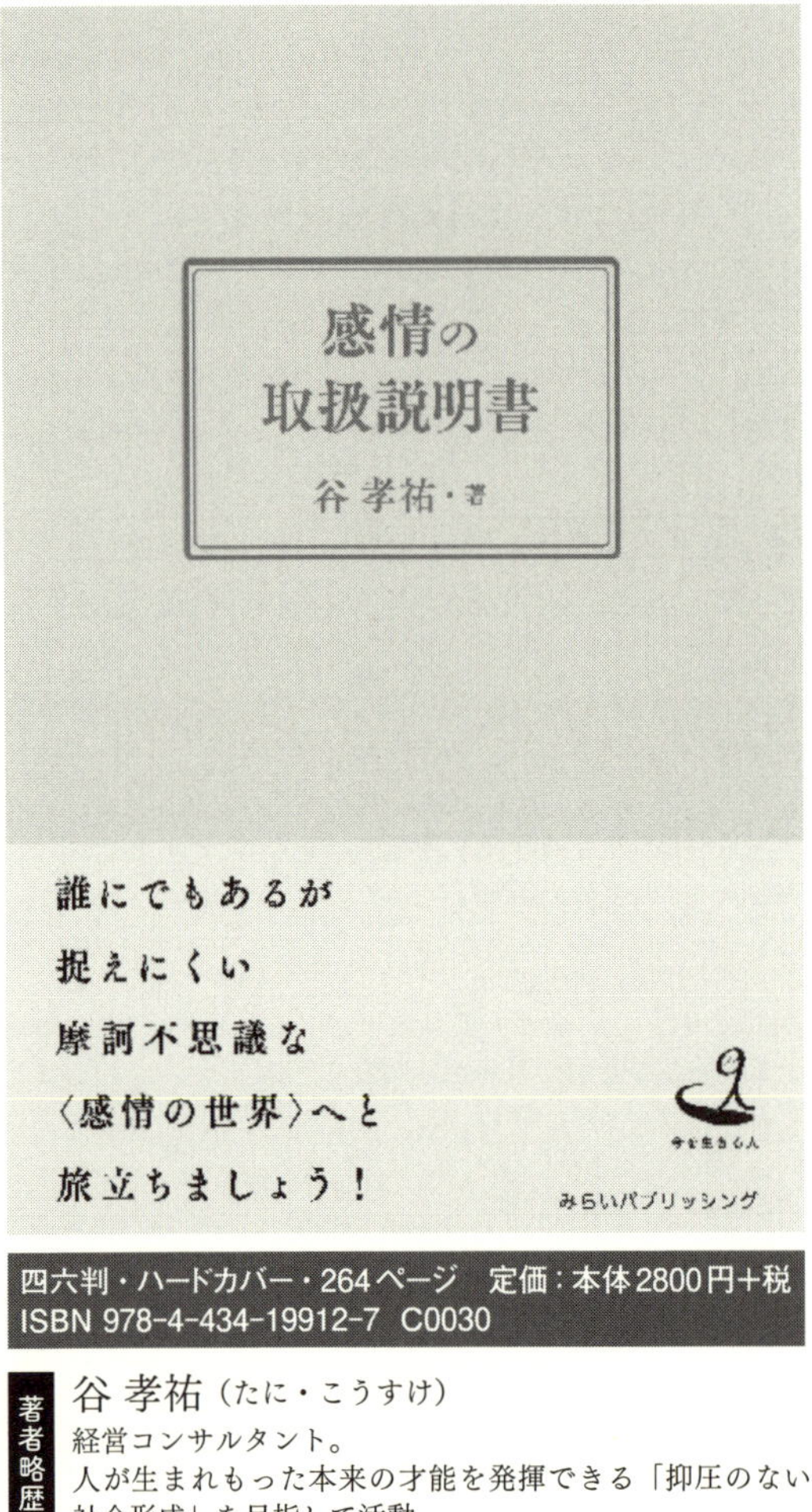

四六判・ハードカバー・264ページ　定価：本体2800円＋税
ISBN 978-4-434-19912-7　C0030

著者略歴

谷 孝祐（たに・こうすけ）
経営コンサルタント。
人が生まれもった本来の才能を発揮できる「抑圧のない社会形成」を目指して活動。

今を生きる人

今を生きる人

脳の取扱説明書

2016年5月14日　初版発行
著　者　木ノ本景子
発行者　青木誠一郎
発行所　株式会社みらいパブリッシング
〒162-0833 東京都新宿区箪笥町31 箪笥町SKビル3F
電話番号 03-6265-0199
http://miraipub.jp
E-mail:info@miraipub.jp
発売所　星雲社
〒112-0012 東京都文京区大塚3-21-10
電話番号 03-3947-1617
FAX 03-3947-1617
印刷・製本所　日本ハイコム株式会社
図版・イラスト　村松明夫
装幀・組版　星島正明

ISBN 978-4-434-21934-4 C0030

■著者紹介

木ノ本景子（きのもと・けいこ）

日本内科学会 内科認定医、日本神経学会 神経内科専門医、日本臨床栄養協会 サプリメントアドバイザー、一悟術リーディング３級、ＮＬＰプラクティショナー

福井医科大学（現 福井大学）医学部卒業。同大学大学院卒業。代表論文として、「The mechanisms of recovery from cerebellar infarction: an fMRI study」がある。

研修期間終了後、神経内科医として主に急性期病院にて13年間勤務。３年間の回復期病棟での勤務を経て、平成24年より在宅医療に従事している。多くの患者さんにかかわる中で、より健康であるためには、病気にだけフォーカスをあてるのではなく、その人本来の性質や家庭環境や社会環境が重要であることを実感する。

近年、ｆＭＲＩを含めた技術の進歩により、心理学的事象が脳科学的にも証明されるようになってきていることから、脳を理解することが人の個性の理解を深めると考え、フェイスブックページやホームページを通じて、脳と心についての情報を発信している。

フェイスブックページ：https://www.facebook.com/harmonista/
ホームページ：http://www.harmonista.org/

参考図書

A 『人間性のニューロサイエンス　前頭前野、帯状回、島皮質の生理学』有田秀穂 著　中外医学社　2011

B 『第４版カールソン　神経科学テキスト　脳と行動』Neil R. Carlson 著、泰羅雅登・中村克樹 監訳　丸善　2013

C 『臨床神経解剖学　機能的アプローチ』M.J.T. FitzGerald・Jean Foran-Curren 著、井出千束・杉本哲夫・車田正男 訳　西村書店　2006

D 『ノンバーバルコミュニケーションと脳―自己と他者をつなぐもの』岩田誠・河村満 編　医学書院　2010

E 『脳百話―動きの仕組みを解き明かす―』松村道一・小田伸午・石原昭彦 編　市村出版　2003

F 『新・脳と心の地形図』Rita Carter 著、藤井留美 訳、養老孟司 監修　原書房　2012

G 『ブレインブック　みえる脳』Rita Carter他 著、養老孟司 監訳、内山安男・柚﨑通介 訳　南江堂　2012

H 『ぜんぶわかる　脳の事典』坂井建雄・久光正 監修　成美堂出版　2011

I 『「脳」を変える「心」』シャロン＝ベグリー 著、茂木健一郎 訳　バジリコ　2010

J 『錯覚の科学』クリストファー＝チャブリス・ダニエル＝シモンズ 著、成毛真 解説、木村博江 訳　文芸春秋　2014

K 『最新脳科学でわかった五感の驚異』ローレンス＝D＝ローゼンブラム 著、齋藤慎子 訳　講談社　2011

L 『脳には妙なクセがある』池谷裕二 著　扶桑社　2012

M 『単純な脳、複雑な私』池谷裕二 著　朝日出版社　2009

N 『バグる脳　脳はけっこう頭が悪い』ディーン＝ブオノマーノ 著、柴田裕之 訳　河出書房新社　2012

O 『胎児の脳　老人の脳　知能の発達から老化まで』アルベルト＝オリヴェリア・アンナ＝オリヴェリア＝フェラーリス 著、川本英明 訳　創元社　2008

P 『僕には数字が風景に見える』ダニエル＝タメット 著、古屋美登里

訳　講談社　2007
Q 『ゾウの時間　ネズミの時間　サイズの生物学』本川達雄 著　中公新書　1992
R 『心を上手に透視する方法』トルステン＝ハーフェナー 著、福原美穂子 訳　サンマーク出版　2011
S 『７つの習慣』スティーブン＝R＝コヴィー 著、ジェームス＝スキナー・川西茂 訳　キングベアー出版　1996
T 『交流分析とエコグラムの読み方と行動処方』 植木清直 著、佐藤寛 編　鳥影社　2005
U 『なぜか「段取り」のウマい人、ヘタな人』中島孝志 著　ゴマブックス　2014

参考文献／website

1 Burt DM and Perrett Dl. Perceptual asymmetries in judgements of facial attractiveness, age, gender, speech and expression. Neuropsychologia May 35(5), 685-93, 1997
2 M. A. S. Boksem et. al. Social power and approach-related neural activity. Social cognitive and affective neuroscience. 10, 1-5, 2009
3 Marzoli D. & Tommasi L. Need something? Talk to my right ear. Science Daily June 23, 2009
4 Ben Spencer. The picture that reveals why men and women's brains really ARE different: The connections that mean girls are made for multi-tasking. Mail online 20:02 GMT, 2 Dec, 2013
5 Lee KH et. al. Neural responses to maternal criticism in healthy youth. Soc. Cog. Affect Neurosci. Oct 22. pii: nsu133, 2014
6 Justin Feinstein et. al. The human amygdala and the induction and experience of fear. Current biology Jan 21(1), 34-38, 2011
7 Joseph LeDoux et. al. A divided mind, Annals of Neurology, 2, 417-421, 1977
8 Carol S. Dweck & Gregory M. Walton Ego Depletion—Is It All in Your Head? Implicit Theories About Willpower Affect Self-Regulation.

Psychological Science Nov 10, 2010
9 Zhao J. Boosting self-worth can counteract cognitive effects of poverty. Association for Psychological Science Dec(17), 2013
10 Hyman I. et. al. Did you see the unicycling clown? Inattentional blindness while walking and talking on a cell phone. Cognitive Psychology 24(5), 597-607, 2009
11 Tolga Çukur et al. Attention during natural vision warps semantic representation across the human brain. Nature Neuroscience 16, 763-77, 2013
12 E. Colin Cherry. Some Experiments on the Recognition of Speech, wirh One and Two Ears. The Journal of the Accustical society of America 25 (5), 975-976, 1953
13 M. M. Merzenich et. al. Plasticity in the frequency representation of Primary Auditory Cortex following Discrimination Training in Adult Owl Monkeys, The Journal of Nuroscience, Jan 13(1), 87-103, 1993
14 The Luck Factor: The Four Essential Principles Richard Wiseman Paperback Aug 18, 2004
15 Christina Ting Fong The effects of emotional ambivalence on creativity. Academy of Management journal 49, 1016-1030, 2006
16 Wagner U. et. al. Sleep inspires insight. Nature Jan 22;427(6972), 352-5, 2004
17 Art Markman. Creativity, Persisitence and Working memory. Psychology Today; May 15, 2012
18 Sharon Begley. The Science of making decision. Newsweek 2/27/2011
19 苧坂満里子 デフォルトモードネットワーク（DMN）から脳を見る 生理心理学と精神生理 31(1), 1–3, 2013
20 Marcus E. Raichle. The Brain's Dark Energy, Scientific American Mar 44-49, 2010
21 R. H. Wilkins et. al. Network science and the effects of music preference on functional brain connectivity: from Beethoven to Eminem. Scientific Reports Aug 28(4), 6130, 2014

22 Takahashi H. et. al. When your gain is my pain and your pain is my gain: neural correlates of envy and schadenfreude. Science Feb 13, 323(5916), 937-939, 2009

23 John-Dylan Haynes et. al. Unconscious determinants of free decisions in the human brain. Nature Neuroscience 11, 543-545, 2008

24 Israel Abramov et. al. Sex and vision II: color appearance of monochromatic lights: Biology of Sex Differences 3:21, 2012

25 Emanuel Bubl et. al. Seeing gray when feeling blue? Depression can be measured in the eye of the diseased. Biological Psychiatry 68(2), July 15, 205-208, 2010

26 Lawrence D. et. al. Hearing space: Identifying rooms by reflected sound. J. Acoust. Sci. A,. 117, 2562, 2005

27 Kahi M.Dallenbach et.al "Facial vision" :the perception of obstacles by the blind. The American Journal of psychology 57(2), 133-183, 1944

28 Alexander Prehn-Kristensen et al. Induction of Empathy by the Smell of Anxiety. PLoS One, 4: e5987, 2009

29 Rob W. Holland et. al. Smells like clean spirit. Non conscious effects of scent on cognition and behavior. Psychological Science 16 689-693, 2005

30 Katie Lilijenquist et. al. The smell of virtue: Clean scents promote reciprocity and charity. Psychological Science 21(3) 381-383, 2010

31 Garcia J.Conditioned aversion to saccharin resulting from exposure to gamna rediation, Science 122(3160)157-158, 1955

32 Garcia, J. & Koelling, R. A. Relationship of cue to consequence in avoidance learning. Psychonom. Sci. 4: 123-124, 1966

33 DuBose C.N., Effects of colorants and flavorants on identification, perceived flavor intensity, and hedonic quality of fruit-flavored beverages and cake. Journal of Food Science, 45:1393-1399, 1415, 1980.

34 Massimiliano Zampini & Charles Spence The role of auditory cues in modulating the percerved crispness and ataleness of potato chips

Journal of Sensory studies 19(5), 347-363, 2004
35 http://www.dailymail.co.uk/sciencetech/article-2662251/Best-way-drink-wine-In-red-room-piano-Changing-colour-music-environment-improves-taste-15-cent.html
36 Hilke Plassmann et. al. Marketing actions can modulate neural representations of experienced pleasantness. Proceedings of the National Academy of Sciences of the United State of America; 15 (3) 1050-1054, 2007
37 http://www.riken.jp/pr/press/2009/20091006/
38 Ehrsson et. al. That's my hand! Activity in premotor crtex reflects feeling of ownership of a limb. Science, 305, 87-877, 2004
39 Ehrsson et. al. Threatening a rubber hand that you feel is yours elicits a cortical anxiety response. Proceedings of the National Academy of Science, USA, 104 9828-9833, 2007
40 Daniel Wisewede et. al. Embodied Emotion Modulates Neural Signature of Performance Monitoring. PLoS One 4:e5754, 2009
41 Greg J. Stephens et. al. Speaker–listener neural coupling underlies successful communication. Proceedings of the National Academy of Sciences of the United State of America; 107 (32), 14425–14430, 2010
42 Chartrand, T.L. & Bargh J.A. The chameleon effect: The perception-behavior link and social interaction. Journal of Personality and social Psychology, 76(6), 893-910, 1999
43 Masahiro Kawasaki et. al. Inter-brain synchronization during coordination of speech rhythm in human-to-human social interaction. Scientific Reports, 3:1692, doi:10.1038/srep01692, 2013
44 Senju, A. et al. Absence of contagious yawning in children with autism spectrum disorder. Biol. Lett. doi:10.1098/rsbl.2007.0337, 2007
45 Ivan Norscia & Elizabetta Palagi Yawn contagion and empathy in homo sapiens. PLoS ONE; 6(12) e28472, 2011
46 http://today.uconn.edu/2012/11/uconn-researcher-dopamine-not-

about-pleasure-anymore/
47 David Salisbury Dopamine impacts your willingness to work. Research News at Vanderbilt May 1, 2012
48 Elissar Andari et. al. Promoting social behavior with oxytocin in highfunctioning autism spectrum disorders. PNAS March 2, 107(9), 4389–4394, 2010
49 Meaney MJ et. al. Neonatal handling alters adrenocortical negative feedback sensitivity and hippocampal type II glucocorticoid receptor binding in the rat. Neuroendocrinology Nov 50(5) 597-604, 1989
50 D. Liu et. al. Maternal care, hippocampal glucocorticoid receptors, and hypothalamic-pituitary-adrenal resposes to stress. Science 277(12) Sep 1659-1662, 1997
51 D. D. Francis et. al. Nongenomic Transmission across Generations in maternal behavior and stress responses in the rat. Science 286 1155-1158, 1999
52 http://www.brain-mind.jp/newsletter/09/story.html
53 Norihiro Sadato et. al. Activation of the primary visual cortex by Braille reading in blind subjects. Nature Apr. 380(11), 526-528, 1996
54 Cohen LG et. al. Functional relevance of cross-modal plasticity in blind humans. Nature 389:180-3, 1997
55 Alvaro Pascual-Leone et. al. The Plastic Human Brain Cortex. Annu. Rev. Neurosci. 28, 377–401, 2005
56 OECD生徒の学習到達度調査（PISA2012）http://www.nier.go.jp/kokusai/pisa/#PISA2012
57 細田千尋 努力を続けることができる脳の神経基盤解明　NPO法人ニューロクリアティブ研究会 研究助成報告書, 2011
58 惠羅修吉らWechsler知能検査における算数、順唱、逆唱の関係：成人と小学校低学年の子どもを対象として 発達障害支援システム学研究5(2), 2006
59 Ross D. F. et. al. Unconscious transference and mistaken identity:

when a witness misidentifies a familiar but innocent person. Journal of applied psychology 79 918-930, 1994
60 http://www.riken.jp/pr/press/2013/20130726_1/
61 Song C. Limits of predictability in human mobility. Science 327 1018-1021, 2010
62 Galdi S. Automatic mental associations predict future choices of undecided decision-makers. Science 321 1100-1102, 2008
63 http://www.artofmanliness.com/2014/09/02/love-is-all-you-need-insights-from-the-longest-longitudinal-study-on-men-ever-conducted/
64 Mehrabian, A.. Silent messages. Wadsworth, Belmont, California, 1971
65 http://toyokeizai.net/articles/-/65065?page=2
66 Anna Remington et. al. I can see clearly now: the effects of age and perceptual load on inattentional blindness. Front. Hum. Neurosci., 23 April, 2014
67 Lesley K Fellows et. al. The role of ventromedial prefrontal cortex in decision making: judgment under uncertainty or judgement per se? Cereb. Cortex 17 (11), 2669-2674, 2007
68 Fan Y. et. al. The narcissistic self and its psychological and neural correlates: an exploratory fMRI study. Psychol. Med. 41(8) Aug 1641-1650, 2010
69 Laura Rees et. al. The ambivalent mind can be a wise mind: Emotional ambivalence increases judgment accuracy. Journal of Experimental Social Psychology 49(3) May 360-367, 2013
70 Elizabeth F. Loftus et. al. Time went by so slowly: overestimation of event duration by males and females: Cognitive psychology (1) 3-13, 1987
71 Hicks RE et. al. Prospective and retrospective judgments of time as a function of amount of information processed; Am J Psychol. Dec 89(4) 719-30, 1976
72 Jason M. Watson & David L. Straver Supertaskesrs: Profiles in extraordinary multitasking ability. Psychonomic Bulletin &

Review 17 (4), 479-485, 2010

73 Sylvian Charron & Etienne Koechlin Divided representation of concurrent goals in the human frontal lobes. Science 328 (5976) Apr 360-363, 2010

74 Eyal Ophir et. al. Cognitive control in media multitaskers. PNAS 106(37) Sep 15 15583-15587, 2009

75 Yue G & Cole KJ Strength increases from the motor program: comparison of training with maximal voluntary and imagined muscle contractions. J. Neuroohysiol 67 1114-1123, 1992

76 Decety J. et. al. Vegetative response during imagined movement is proportional to mental effort. J. Behav Brain Res 42(1) Jan 1-5, 1991

77 Rolls E. T. et. al. Emotion-related learning in patients with social and emotional changes associated with frontal lobe damage. J. Neurol Neurosurg Psychiatry 57, 1518-1524, 1994

78 Mark Peplow. Brain imaging could spot liars-Test reveals patches in the brain that light up during a lie. Nature 10 1038 Nov, 2004

79 http://www.crank-in.net/kininaru/news/38185

80 http://www.all-about-psychology.com/solomon-asch.html

81 Munetaka Shidara et. al. Neural signals in the monkey ventral striatum related to progress through a predictable series of trials. The Journal of Neuroscinece 18(7) Apr 1 2613-2625, 1998

82 Rosental Alexander et. al. Internet-based cognitive—behavior therapy for procrastination: A randomized controlled trial. Journal of Consulting and Clinical Psychology, 83(4) Aug, 808-824, 2015

83 Johansson P. Failure to detect mismatches between intention and outcome in a simple decision task. Science 310(5745) Oct 7 116-119, 2005

84 Jack A et. al. Sleep deprivation reduces default mode network connectivity and anti-correlation during rest and task performance NeuroImage 59 1745-1751, 2012

85 http://www.lifehacker.jp/2015/04/150404technology_cleanse.html

86 Seung-Schik Yoo et. al. The human emotional brain without sleep – a

prefrontal amygdala disconnect. Current biology 17(20) 877-878, 2007

87 Harada T et. al. Jogging improved performance of a behavioral branching task: implication for prefrontal activation. Neuroscience Research, 49, 325, 2004

88 Ansell EB. Cumulative adversity and smaller gray matter volume in medial prefrontal, anterior cingulate, and insula regions. Biol. Psychiatry 72(1) Jul 1 57-64, 2012

89 Karpicke JD, Roediger HL 3rd. The clinical importance of retrieval for learning. Science 319 966-968, 2008

90 Asaka Y et. al. Nonpharmacological amelioration of age-related learning deficits: the impact of hippocampal theta-triggered training. Proc Natl Aca Sci USA 102: 13284-13288, 2005

91 Sho K. et. al. Social rewards enhance offline improvements in motor skill. PLoS ONE 7(11): e48174. doi:10.1371, 2012

92 Bao S. et. al. Cortical remodeling induced by activity of ventral tegmental dopamine neurons. Nature 412 79-83, 2001

93 Rosenzweig M. R. et. al. Brain changes in response to experience. Scientific American 226(2) 22-29, 1972

94 http://dime.jp/genre/43617/1/

95 Watanabe K. The molarless condition in aged SAMP8 mice attenuates hippocampal Fos induction linked to water maze performance. Behav Brain res. 128(1) Jan 7 19-25, 2002

96 Hirano Y. et. al. Effects of chewing in working memory processing. Neurosci Lett. 436(2) May 9 189-192, 2008

97 Alexis M Stranahan et. al. Social isolation delays the positive effects of running on adult neurogenesis. Nature Neuroscience 9, 526-533, 2006

98 柏原恵龍　自我境界と海馬について　関西外国語大学研究論集 85(3), 2007

99 Izuma K. et. al. Processing of the incentive for social approval in the ventral striatum during charitable donation. J. Cogn. Neurosci. 22(4) Apr 621-631, 2010

100 http://innova-jp.com/how-to-praise-children/

101 Colombe SJ, Kramer AF. Fitness effect on the cognitive function of older adults: meta-analytic study. Psycol Sci. 14 125-130, 2003

102 Motomura Y. et. al. Sleep debt elicits negative emotional reaction through diminished amygdala-anterior cingulate functional connectivity. PLoS ONE 8(10): 10.1371, 2013

103 Hillman CH et. al. Be smart, exercise your heart: exercise effects on brain and cognition. Nat Rev Neurosci 9 58-65, 2008

104 Laura Chaddock-Heyman et.al. Aerobic fitness is associated with greater white matter integrity in children. Hum. Neurosci. 8(584) Aug, 2014 http://dx.doi.org/10.3389/fnhum.2014.00584

105 Schoenfeld TJ et. al. Physical exercise prevents stress-induced activation of granule neurons and enhances local inhibitory mechanisms in the dentate gyrus. J Neurosci 33(18) May 7770-7777, 2013